トーマス・ハンナ

平澤昌子＝訳

ソマティクス

痛みや不調を取り除き、しなやかな動きを取り戻す方法

晶文社

装丁　古屋郁美
イラスト　津久井直美

—

目次

PART3
ソマティック・エクササイズ　プログラム

序章
老化という神話

最も有名な古代のなぞなぞに、スフィンクスの謎かけがあります。

「声があり、朝は四本足、昼は二本足、夜は三本足になるものは何か？」。

ギリシャ神話の中で、オイディプスが回答しました。答えは、「人間」です。赤ん坊の時には四つん這い、大人になると二本足で歩き、年を取ると杖をつきます。

これがスフィンクスの謎かけの答えです。しかし、一つ目の謎には、次の謎が隠されています。二本足で歩くようになった人間が、その能力を失い、杖をついて歩くようになるのはなぜでしょうか。ここには老いるとは衰えること、という前提が間違いなくあります。この前提はソフォクレスがスフィンクスについて書いた紀元前6世紀から存在していますが、不思議なことに、20世紀後半になってもまだ、人々に受け入れられています。「当たり前だ。年を取るから、身体は硬くなり痛くなる。20世紀の今だって、人間は年を取れば、衰え、不自由になる。他に何があるというのか」と。

それ以外にも道はあります。加齢に伴い身体が硬くなるのは間違いなく事実ですが、それは、なぜ衰えるのかという説明にはなりません。依然として疑問が残ります。老化によって、何が起こるのか。感染症や組織障害を予防し、人の寿命の平均を80代まで延ばした医学が、なぜ、身体の凝りや痛みといった簡単なことを予防できないのでしょうか。なぜ、30歳という一定の年齢を超えると、すでに老化が始まるのでしょうか。まだ中年にもなっていないのに！

何世紀にも渡り、この謎かけの中の謎は、古代ギリシャの時代から今日に至るまで、変わらぬミステリーとして存在しています。

20世紀の終わりに、私たちはいまだに、「歳を取れば衰える」という神話にとり憑かれています。今や長生きしても、幸せであるとは限りません。これほど長い年月が経ったのですから、何か進化があってもいいはずです。私たちの知りうるすべてと、新たな情報、新たな知見によって、なぜ、私たちの身体は中年期から衰えるのか、わかっていてもいいはずです。

なぜ衰えるのか、その理由がわかれば、もしかすると、それを防ぐ方法があるかもしれません。

20世紀の科学は、身体的退化を理解する方向へ、ゆっくりと進んでいます。ハンス・セリエは、身体的な病は、ストレスのような心理的要因から起こりうる、ということに気づきました。これは〝ソマティック〟な観点です。

つまり、私たちが生活の中で体験することは、すべて、身体的な体験なのです。モーシェ・フェルデンクライスは、身体を再教育するファンクショナル・インテグレーションというメソッドに、この観点を取り入れました。セリエとフェルデンクライスの業績に基づく私のメソッドは、**老化のプロセスを遅らせる劇的な成果**を生み出しています。

人間は、いったん、四つん這いから二本足で歩くという進化を遂げた後、老いたからといって足を引きずる必要はありません。つまり、老化という神話の前提である身体的衰えは、必然ではありません。そのほとんどは、避けることも巻き戻すことも可能です。

これは本当です。私は実際に、こうしたことが起こるのを、幾度となく見てきました。過去12年間に私がワークしたクライアントが、実際に変化し、その変化が持続することがそれを証明してくれます。数年経過した後も、彼らは嬉しそうにその事実を認めています。

20年前の私は、毎日自分のオフィスで起こる光景が信じられませんでした。私の仕事に関して、良い評判を人づてに聞いたクライアント（そのほとんどは30歳以上です）でさえ、最初は、かつての私と同じように、期待と疑いの入り混じった気持ちでやってきます。しかし、ひとたびセッションを終えると、彼らは決まってこう言うのです。

「こんなことが本当に可能だとは思わなかった。何をやっても駄目で、この問題を何年も抱えてきたので、一生付き合っていかなくてはならないと思っていた」。

それから、彼らはしばしば、興味深い一言を付け加えます。

「こんなことができるとは思わなかったが、できるはずだと、なぜかいつも思っていたんだ」。

これと同じようなことを、私の手法の一部を学んだオーストラリアの医師団や、整体師、カイロプラクター、理学療法士も言ってくれました。

「私たちがトレーニングで学ぶべきでありながら、一度も学んだことのなかったことをあなたから教わりました。これはヘルスケアの問題解決に不可欠です」。

私のクラスに出席した医師の一人は、シドニーで開業する著名な心臓専門医でした。彼は後に論文の中で、彼が学んだことは、〝心身相関を理解するために、アインシュタインの相対性理論に匹敵するほどのポテンシャルがある〟と述べてくれました。[*1]

過去12年間にそのような言葉をいただいてきて、私は今、**「誰もが年を取ると身体の機能は衰える」という呪文を唱える必要はない**と確信しています。歳を取ってもいつまでも若く見える人はいるし、皆、それを羨ましいと感じています。これから先の長い人生、私たちの身体が苦しむ理由はないのです。

あらゆる世代で多くの人が、天寿を全うするまで活動を継続します。これは老年学者が最終的に認めた現象です。彼らはこれを〝サクセスフル・エイジング〟[*2]と呼んでいます。いくつも例はあります。いつの時代にも、最後の最後まで仕事をし、思考し、創造しながら長生きをする著名人がいます。スフィンクスの謎かけを生んだソフォクレスでさえ、90歳の時に最後の劇を書きました。

私たちの感覚運動システムは、生きている間に特定の筋反射を起こしながら、日々のストレスやトラウマに、絶え間なく反応しているという事実があります。

この反射は繰り返し刺激を受け、意識的にはリラックスすることのできない、習慣的な筋肉の収縮をつくりだします。この筋肉の収縮が、あまりに無意識で不随意な運動になるので、最終的にはどうすれば自由に動くのか思い出せなくなります。その結果が、凝りや痛みや可動域の制限として現れるのです。

この習慣化した健忘状態を、**感覚運動健忘**（**センサリーモーターアムネジア**）と呼びます。私たちは、特定の筋肉群がどのように感じるか、どのようにコントロールするかを忘れてしまっているのです。そして、これは中枢神経内で起こるので、気づかないうちに、まさに私たちの中枢にまで影響します。自分がどういう人間で、どのようなことを体験でき、どのようなことをすることができるのかということが、感覚運動健忘によってイメージできなくなります。そして、この現象と、その結果起こる影響を、私たちは、〝老化〟と勘違いしているのです。

しかし、感覚運動健忘それ自体は、老化とは何の関係もありません。この状態は幼年期以降いつでも起こりうるし、また起こっています。たとえば混乱した家庭環境や戦争などの恐ろしい環境で育った子供たちには、胸はくぼみ、肩はいかり、首は極度に湾曲している、などの身体的特徴が見受けられます。これらは、感覚運動健忘の症状を示しています。また、若い頃のトラウマとなるような事故や大きな手術は、高齢になったとき、老化と思えるような慢性的な筋肉の収縮の原因となることもあります。たとえば、体幹の側彎《そくわん》や、軽度に足を引きずったり、診断不能な慢性痛が現れ、後年ずっと継続します。

感覚運動健忘を引き起こす反射は具体的です。3種類あり、**赤信号反射**、**青信号反射**、**トラウマ反射**と私は名付けました。これらは感覚運動健忘の重要な要素で、ハンス・セリエとモーシェ・フェルデンクライスの非常に重要な発見を完成させます。

しかし、この3種類の反射を説明する前に、次の事実を指摘しておかなくてはなりません。(1)感覚運動健忘の影響はどの年齢においても始まりますが、おおむね、30代~40代で出現します。(2)感覚運動健忘は神経系の適応反応です。(3)感覚運動健忘は学習によって身に付いた適応反応なので、学習し直すことが可能です。

幸い、感覚運動健忘は避けること、逆転させることができます。方法としては、人間の感覚運動システムに特有の二つの能力(過去に学んだことを消去し、忘れていたことを思い出すこと)を、ダイレクトに、かつ実践的に活用することで回避することができます。

本書のパート3に、8つのレッスンを掲載しています。これらは感覚運動システムのプログラムを直に修正するもので、とても効果的な方法です。

このエクササイズはまさに「大発見」と言ってもよいものです。まず、老化と勘違いされている主な現象たちを取り除くことができます。それまでに蓄積した赤信号反射、青信号反射、トラウマ反射の影響が出現する30代にとって、このエクササイズは特に重要なものになるでしょう。また高齢者であれば、これまで多くの人が感じてきた凝りや痛みを引き起こすプロセスを、実際にそれが生まれた状態まで巻き戻すことができます。

ソマティック・エクササイズを青少年の体育教育に取り入れることができたら、おそらく、究極の恩恵を受けることができるでしょう。自身における感覚的な気づきと運動コントロールを早期にトレーニングすることで、循環器系疾患、癌、精神疾患を含む主要な公衆衛生問題を、一世代のうちに、解決に導くことができるのではないかと信じています。もちろん、これは大胆な主張ですが、何世紀にも渡り、私たちの体に起こった変化を「老化の影響」と勘違いしていたことと比べれば、それほどでもありません。

ソマティック・エクササイズによって、自分の人生をどう生きるか、心と身体のつながりをどう信じるか、人生をコントロールする力がどれだけあるか、どれだけ責任を持って自分という存在を大切にすることができるか、についての意識が変わります。実のところ、こうした気づきは、人間とは何か、どうあり得るかという観念に関わるので、ここには、私たち人間の存在の本質を理解するための哲学的問題があるのです。

感覚運動健忘は、今まで認知されなかった、健康問題の基本概念を説明していると、私は考えます。もしそうならば、この概念は、おそらく人類の疾患の半分以上を説明します。感覚運動健忘は、医学的でも外科的でもない病理であり、従来の医療では診断することも治療することもできません。これは**治療ではなく、教育を必要とする、ソマティックな病理**だからです。

本書は、事例と研究エビデンスを紹介し、一人称の人間的な体験が、外からの第三者的な観察と等しく科学的、医学的に重要であるとする、ソマティクスという新しい分野への実践的な入門書となっています。

〝**ソマティクス**〟は、都市工業化に伴う環境ストレスに対応し、身体的、心理的健康を維持するための、ひとつの手段を提供します。人生一般、特に、テクノロジーの発展に伴い、自らの健康をすり減らす傾向があるということを教えてくれます。老化は避けられないと盲目的に諦める必要はありません。むしろ、しっかりと向き合うことで、克服することが可能なのです。

本書でお伝えしたいのは、ひとつには、スフィンクスの謎かけに対するオイディプスの答えは間違いであり、神話であるということです。それからもうひとつ、大切なメッセージがあります。それは、感覚運動健忘とその原因を知れば明らかですが、歳を取っても、私たちの身体、そして人生は、最後の最後まで進化し続けることができるということです。誰でも心の中では、人生とはそうあるべきだと感じているはずなのです。

PART1

センサリーモーターアムネジア

感覚運動システムは、すべての人間の体験と行動の根本にあるメカニズムです。そして、感覚運動健忘について理解するということは、私たちが、間違って老化によるものだと信じている不調の原因について、根本的に理解するということです。

パート1では、長期に渡って身体にダメージを与える感覚運動健忘に関して、典型的な5つの事例をご紹介します。私のオフィスでは、毎日、種類は違っても、似通った事例をよく見かけます。あなたも観察すれば、アメリカの都市や町の中の至る所で、こうした事例にそっくりな人たちを見かけるはずです。少なくともアメリカ人の成人の4分の3は、感覚運動健忘に悩み、皆どうすればよいのかわかっていません。

第1章
ピサの斜塔
――バーニー（42歳）のケース

保険会社役員のバーニーは、40代でした。彼は数年間、右半身に慢性的な痛みを感じていました。しかも、バランスを崩し、躓《つまず》くことがよくありました。彼を診察した女医は、レントゲンをとりましたが、はっきりとした不具合は見つかりませんでした。42年間勢力旺盛に頑張ってきて、身体は消耗し、股関節が炎症を起こしているというのが彼女の結論でした。彼女は、頑強なバーニーに、典型的な老化による関節炎だから、付き合っていくしかないと告げました。アスピリンを処方し、痛みがひどい時は数日間安静にするようにとのことでした。

この治療に不満を抱いたバーニーは、カイロプラクティックに行くと、腰の骨がずれているので、調整が必要と言われました。バーニーは背骨を調整してもらいましたが、お尻の痛みは消えませんでした。そこで、バーニーは鍼灸院《しんきゅういん》に行くと、経絡《けいらく》に関係があると言われ、鍼《はり》を打ってもらいました。痛みは良くなりましたが、4日後には、痛みがまた戻ってきました。

いかにもありがちな既往歴のバーニーは、〝ソマティック・エデュケーション〟という変わった取り組みがあるという評判を聞いて、私の所にやってきました。

話を聞いた私は、痛みがどこにあるのか気になりました。バーニーが示したのは、右の骨盤のお尻側、股関節と仙骨の中間辺りでした。その辺りを触ってみました。痛みのラインは中殿筋《ちゅうでんきん》、太腿の付け根からお尻側の骨盤の中心部にかけて伸びていました。その辺りの筋肉は、片足で立つと収縮します。つまり、片足に体重をかけたとき、骨盤を支えて安定させる働きを担っています。バーニーの股関節は、触っても、動かしても痛くありませんでした。痛かったのは中殿筋でした。

私はバーニーに、関節炎ではなく、摩耗した筋肉が、絶えず収縮して痛みが発生していると伝えました。「医者には関節炎と言われましたが、どうしてでしょう?」と彼は私に聞きました。それは、私にはわからないと答えました。私にわかっているのは、レントゲンには筋肉の組織は写らないし、痛みがあるかどうかもわからないということです。それに、痛みが慢性化して治らない時、医者に関節炎だから仕方ないと言われるのはよくあることです。

老化という古い神話は、近代医学に蔓延《はびこ》っています。

バーニーの痛みがどこにあるのか正確にわかったので、彼には、目を閉じた状態で鏡の前に立ってもらいました。バーニーの胴体は、右にほとんど15度くらい傾いていました。彼の体重はいつもそのように右にかかっているので、中殿筋はいつも収縮していました。

立位のまま、彼の左側の中殿筋を触ってみました。その辺りは柔らかく、収縮していませんでした。次に、右側の同じ筋肉を触ってみました。その部分は硬く収縮していました。背中を触ると、同様に、左側は比較的柔らかくリラックスしていて、右側、特に背骨近辺は硬くなっていました。バーニーの右側の筋肉が慢性的に収縮することで側彎になり、体幹にかかるその重さで右の中殿筋が常に収縮していました。その結果、筋肉は慢性的に痛み、疲労していました。

バーニーが、背中の右側の筋肉を、自発的にリラックスさせることはできませんでした。その筋肉は反応すらしないでしょう。私は、バーニーに鏡の前に立ってもらい、彼が15度傾いて立っているのを見てもらいました。彼は、自分が斜めに立っているとは夢にも思いませんでしたが、右足の方が短いと医者に言われたことを思い出しました。足の長さを測ると、長さは同じでした。私はバーニーを真っ直ぐ立たせてから、目を閉じてもらいました。そして、「どうですか？　左右は均等ですか？」と聞きました。

彼は「いいえ、左に傾いている感じがします」と答えました。気を抜くと、彼の身体は、すぐ右に戻ってきました。そこで今度は、目を閉じた状態で、大きく左に傾いてから、自分で真っ直ぐだと思う位置に戻ってきてもらいました。彼は迷うことなく、右に15度傾いた位置に戻りました。「これで真っ直ぐです」と彼は言いました。しかし、彼はまるでピサの斜塔のようでした。

バーニーは、右半身の筋肉を感じることができないだけでなく、空間における自分の身体の位置感覚も感知することはできませんでした。バランス感覚に歪みがありました。

若い頃のバーニーは、両半身の筋肉の運動を普通に制御することができていました。空間の中で姿勢を変えるには筋肉をどう使えばよいか、感覚でわかっていたからです。しかし、その後、感覚的な気づきと運動を制御する力のどちらも失ってしまいました。かつてできたことが、今はできなくなりました。昔感じたことが、今は感じることができなくなりました。これは、**典型的な感覚運動《センサリーモーターアム》健忘《ネジア》**です。

私はバーニーに、今までに何か大きな怪我などをしたことはないかと尋ねました。彼は、「あります。5年前、自動車事故で左大腿骨を骨折しました」と答えました。

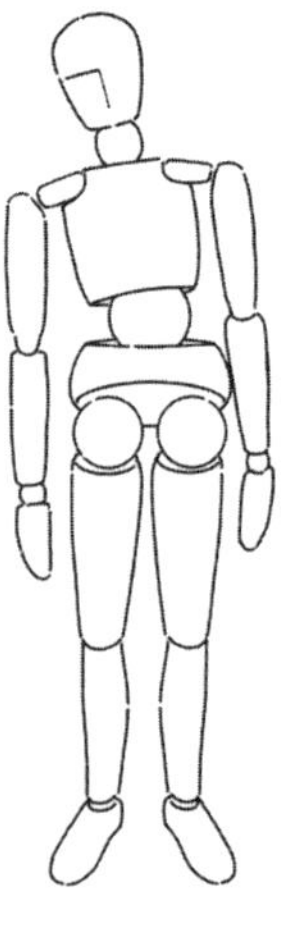

図1
バーニーの姿勢

この時点で、私には、彼がどうして右に傾き始めたのかわかりました。足を骨折すると、怪我をしていない方の足に体重をかけるので、身体が一方に傾くことはよくあることです。治るまでの数週間、右側に傾くことが習慣となり、そのことに気づかなくなりました。外傷を伴う事故が、感覚運動健忘を引き起こしたのです。

バーニーが、昔のように筋肉が動く時の感覚を教わり、筋肉の動かし方を再び学ぶと、次の三つのことが起こりました。

（1）老化による関節炎（と診断された）にも関わらず、骨盤の痛みはなくなりました。

（2）両足に均等に重心をかけ、胴体で左右の均衡を取りながら、真っ直ぐに立てるようになりました。

（3）バランス感覚を取り戻したので、真っ直ぐなのか、傾いているのかがわかるようになりました。姿勢は安定し、頻繁に躓くこともなくなりました。

つまり、バーニーには、もはや感覚運動健忘はなくなりました。それだけでなく、同じことが二度と起こらないようにするには、どうしたらよいかを知ったのです。彼は、今では、自分でこの状態を維持し、私だけでなく、他の専門家に頼らなくても、自分でこの問題を解決することができるようになっています。

解説：動くことと感じること　――コインの裏表

バーニーが私のところに初めて来た時は、胴体や骨盤の筋肉を適切に動かすことができませんでした（運動性不調）。そして、筋肉がどのように動いているのかを感じ取ることもできませんでした（感覚性不調）。どちらの問題も、中枢神経系、つまり、身体制御システムを包括する、脳と脊髄に関係します。

中枢神経系で最も重要な要素は、中枢神経は、組織的にも機能的にも、二つの部門、感覚と運動に分かれるということです。脳から背骨に沿って尾骨まで、感覚神経は脊髄の背側を、運動神経は脊髄の腹側を通ります［図2参照］。

私たちが外界で感じること、身体の内部で感じることすべては、感覚神経を介して脳に伝わります。私たちが外界で行うこと、身体の動きすべては、運動神経を介して、脳から脊髄に伝わります。感覚神経は外界と身体内部の知覚を制御します。運動神経は、骨格筋や内臓の平滑筋に付着し、私たちの外界で行う運動と身体内部の運動を制御します。

この脊髄の二つの重要な部門は、脳でつながります。感覚神経細胞は脳の中心溝の後ろに、運動神経細胞は脳の前部に達します［図3参照］。この部門は、構造的には二つに分かれますが、機能的には一つの神経系に統合されます。感覚と運動は機能的にはコインの裏表です。背骨では、二つのシステムに分割されていますが、脳で統合されます。

感覚神経は、身体の内部だけでなく、外部で起こっていることの情報も脳に送ります。脳はこの情報を受け取り、何をどうするかを計算します。つまり、脳は、入力される感覚情報と出力する運動指令の統合です。この感覚運動システムの統合機能は、あまりに基本的で、自然なので、水の中の魚が水に気づかないのと同じように、私たちもその休みなく続く活動に気づくことはありません。

私たちは、単にページをめくる時も、この二つの統合された機能を意識することはありません。人はページが終わると、右手を動かし、その本の左下にある次ページの角を探し、右にページをめくります。

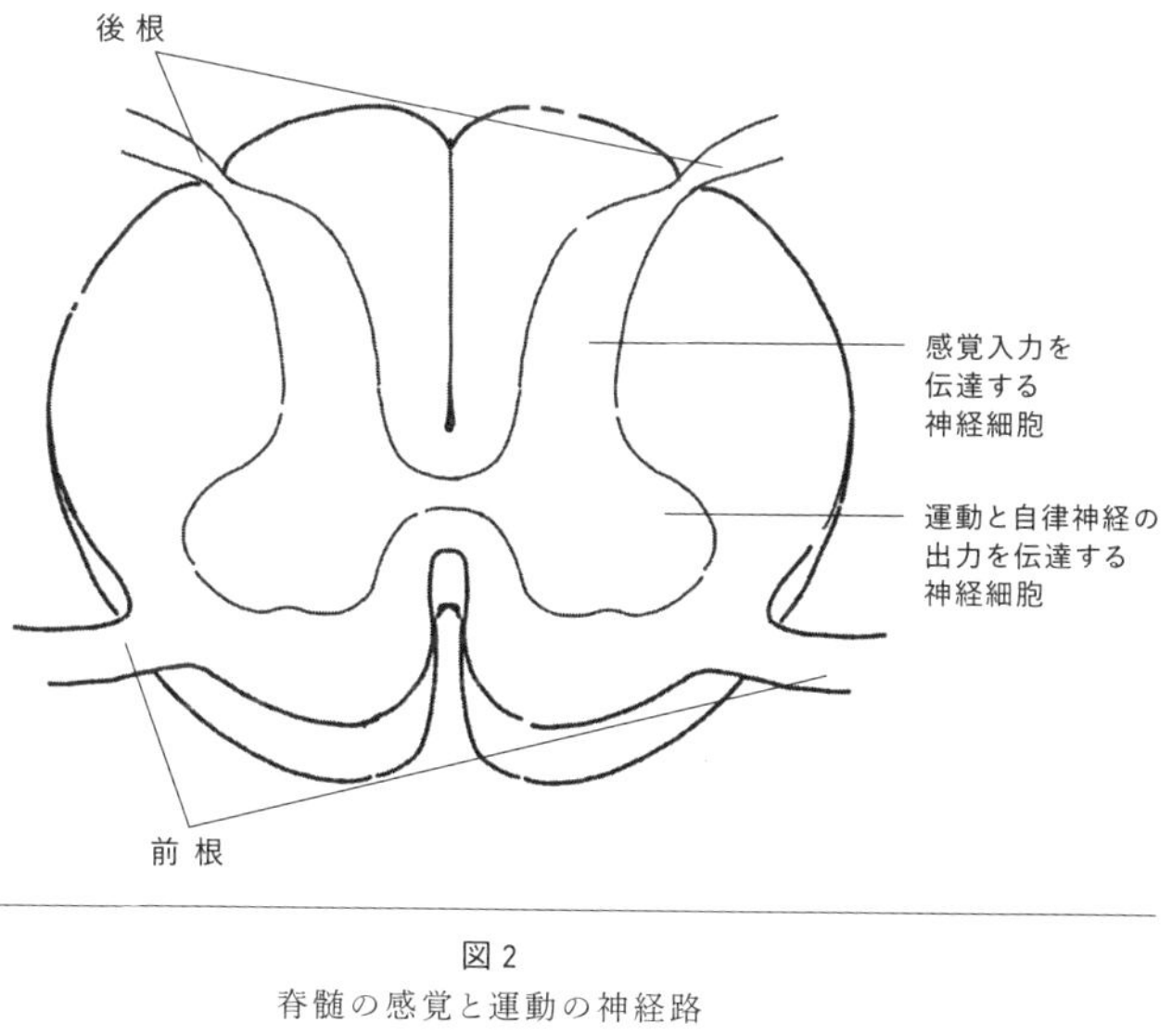

図2
脊髄の感覚と運動の神経路

しかし、〝右手が次ページの角を探す〟には、手や本がどこにあるかという正確な感覚情報が必要です。右手を上げたら、その手はどこに行くのかわかっていなくてはなりません。そうでないと、その手は上がっても落ちたり、鼻にぶつかったり、左肩の方に行ったり、当たったりしてしまいます。

ありがたいことに、そうなることはありません。あなたは手を動かすたびに、本の左下の次ページの端の位置に対する、自分の手の位置や方向、動きのスピードや動線について、絶え間なく感覚情報を受け取っているので、自分の手や本がどこにあるのかわかっています。

現代の神経生理学では、感覚情報と運動指令はループのように回るフィードバック

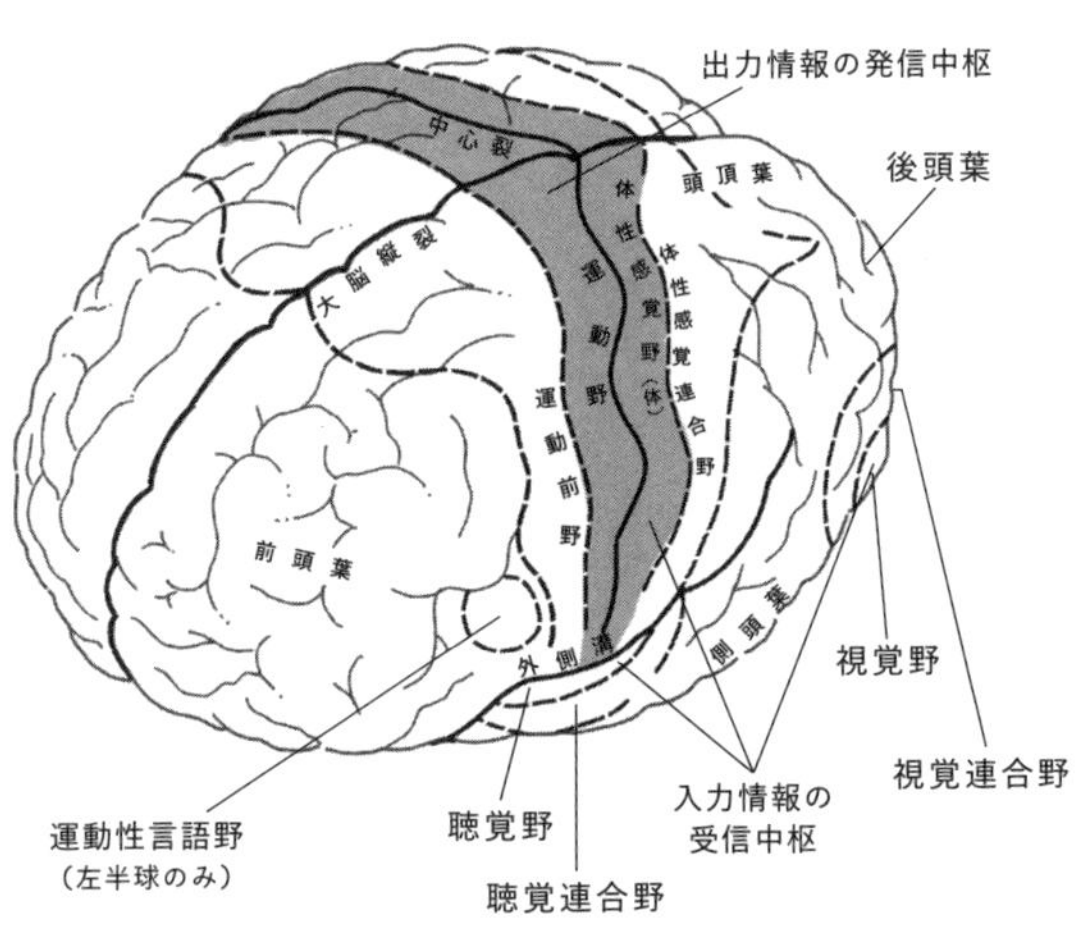

図3
大脳皮質の感覚と運動の神経路

システムと言われています。感覚神経は運動神経に情報をフィードバックし、その反応は一周して戻ってきます。動かすと、運動神経は手の位置について、新しい情報を感覚神経にフィードバックします。このフィードバックループによって、手と指がページに触れ、ページをめくるまで情報交換は継続します。

筋肉を動かし続けるには、感覚情報を常に受け取らなくてはならないのは明らかです。感覚運動システムが継続して機能しないと、この世界で、意図的に何かをすることはできなくなります。

感覚運動システムが、生きていくうえで、これほどまでに重要であるということは、**感覚運動システムにもし何かあれば、私たちの生活は根本的に損なわれる**ということです。感覚を知覚することができなくなると、効率よく身体を動かすことや、行動することができなくなります。運動制御が鈍ると、行動は制限され、非効率的になるだけでなく、フィードバックも混乱し、正確でなくなります。

感覚運動機能は一つに統合されているので、どこかで問題が発生すると、別の箇所でも自動的に問題が起こります。外の世界を感じることや、自分自身を感じることに問題が起こると、私たちの行動や身体の使い方にも影響が出ます。

感覚運動システムの誤作動は、深刻な問題であり、そうなれば、生命は根本から衰退します。何世紀にも渡って、それは老化という病気と見なされ、避けられない、元には戻せないと考えられてきました。しかし、次の章に進んでいただければ、それらは避けることも、巻き戻すこともできるとわかるでしょう。

第2章
悪夢の背中
——ジェームズ（32歳）のケース

慢性腰痛は、アメリカではアップルパイのようなものです。あまりに平凡すぎて、驚きもしないからです。医者が腰痛と呼ぶものは、イギリスならビーフ、フランスならチーズ、ドイツならビール、日本なら酒、オーストラリアならベジマイトみたいなものです。慢性腰痛は、先進国に蔓延し、そうした国々の調査では、45歳以上の人口の4分の3は腰痛を患っていると言われています。イギリスの医者ウィルフレッド・バーロウ（Wilfred Barlow）は、英国の成人の半数は、腰痛と坐骨神経痛を患っていると推定しています。[*1]

慢性腰痛はストレスやプレッシャーに関係があります。営業マンであること、管理者であること、ノルマを達成すること、締め切りに間に合わせること、定められた目標を達成すること（すべて現代ビジネスの基本です）は、慢性腰痛を患うリスクであり、もはやこれは現代版の民話とも言えます。肉体労働をしていなくても身体を壊すのです。

ジェームズもそうでした。ジェームズは、10年以上、テレビスタジオの技術者として勤務していました。30代の時、腰に刺すような痛みが時々ありましたが、いつもすぐに消えてなくなりました。40代後半になり、痛みがあるのが普通になりました。目が覚めると常に同じ痛みがあり、その痛みは、朝動き始めるまで続きました。

30代前半で、ジェームズのいつもの朝の痛みは慢性化し、夕方には、腰痛が激しくなりました。腰の反った部分だけでなく、骨盤にかけても頻繁に痛みがありました。長距離を歩くのも一苦労でした。歩幅は狭くなり、すぐ疲れるようになりました。スタジオで、前に乗り出してコントロールパネルに手を伸ばす動きが小さくなり、キレがなくなりました。土曜日に庭仕事をすると、日曜の朝はほとんど動けなくなりました。

そして、ぎっくり腰を2回起こしました。一度は芝刈り機を動かした時、二度目はシャベルを使っていた時です。激しい痛みで動けなくなるたびに、1週間仕事を休まなくてはなりませんでした。これは、ジェームズにとって悪夢でした。そもそも彼は、健康で、活動的で、身体も鍛えていました。実際、定期的にジョギングもしていました。まだ32歳で若く、身体の〝不調〟を除けば、自分でも若いと感じていました。

痛み止めを飲んで休めば、痛みはなくなりましたが、数日後、痛みはまた戻ってきました。一番の解決法は、カイロプラクターのところに毎週通い、痛みを取り除いてもらうことでした。しかし、1日経過すると、いつも痛みは戻ってきました。

ジェームズの主治医は、レントゲン写真を見ながら、劣化した椎間板が、腰椎に挟まれ、はみ出していると言い、椎間板変性症《ついかんばんへんせいしょう》と診断しました。レントゲンでは、腰椎が弓のように反り、後方の椎間関節が、外にはみ出した椎間板の中に落ちているように見えました。主治医は、椎間板がこれ以上劣化するとヘルニアになると言い、痛みを取り除く手段は、手術ではみ出した椎間板を取り除くか、椎骨に結合させるしかないと言いました。手術は麻痺を予防するためで、100パーセントの回復は保証できないと言われました。

ジェームズに会った時、彼は落ち込んでいました。しかし、2週間で痛みは消え、背中と胴体に硬さはありましたが、すぐに良くなりました。6週間後には、5年ぶり

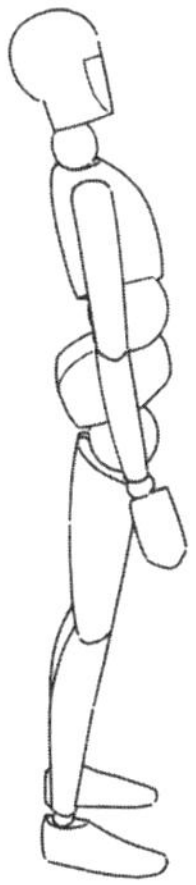

図4
ジェームズの姿勢

にジョギングを再開しました。

ジェームズの背中は、何が悪かったのでしょうか。

ストレスのかかる仕事のせいで、本当に、椎間板がはみ出し、骨が崩れたのでしょうか。もちろんそんなことはありません。しかし、背骨の両サイドに縦に伸び、仙骨上部に付着する傍脊柱筋《ぼうせきちゅうきん》は、長期に渡るストレスで少しずつ収縮します。それが慢性的な背中の張りと痛みの原因です。

ジェームズの話を聞いて、私は簡単なことを二つ行いました。**触診**と**観察**です。触診（患者の身体を触ること）は、医療の世界ではほとんど使われなくなりました。レントゲンで患者の身体の内部を見ることができるなら、なぜ触る必要があるのでしょう？　理由は、レントゲンには筋肉のような柔らかい組織は映らないからです。ジェームズの傍脊柱筋に触ると、その筋肉は硬く収縮してケーブルのようでした。横から見ると、反り腰になっていました。

この反り腰は、医師がレントゲン写真で見たもの、つまり弓のように過剰に前彎した腰椎でした。しかし、レントゲンには筋肉の収縮は映らないので、張った弦は映りませんでした。その弦は、ジェームズの、おそらく、昼夜構わず50パーセントは慢性的に収縮している傍脊柱筋です。過緊張性筋収縮《かきんちょうせいきんしゅうしゅく》に関する研究によれば、収縮は睡眠中も休みなく継続します。*2 ジェームズだけでなく、このような問題をもつ人々が、痛みで目が覚めるのも不思議ではありません。

このように傍脊柱筋の過度な収縮による背中の張りによって、次第にジェームズの腰椎は反り、腰椎の後ろ側が押さえつけられ椎間板がはみ出します。レントゲン写真では、積んであるブロックが、支えきれずに崩れているように見えました［図5a］。けれども、これは、構造的に積み重なったブロックではなく、ストレスのかかる状況ではたらく脳に制御された骨格筋システムであることを念頭に置くと、このレントゲン写真はまったく違うように見えてきます［図5b］。

それは、慢性的に活性化した筋肉に引っ張られ、弓なりに曲がった椎骨です。ジェームズの背中の痛みの発生源は、感覚運動健忘《センサリーモーターアムネジア》という脳に由来する問題でした。

ジェームズという人間には脳があり、何かの理由で機能に問題があるとしたら、どのように機能を変えるべきか考えなければなりません。一方、ジェームズが単なるロボットで、骨組みが壊れているなら、ジェームズの主治医が保証できなかった手術、つまり、ロボットの背骨を建て直すという医学的には絶望的な状態となります。

ジェームズは一人の人間で、過度に張った腰の筋肉を、もう一度、感じること、動かすことができるはずでした。彼には、パッド入りのワークテーブルに横になってもらい、体重を支えようとする脳の習慣的な反応を取り除きました。彼に骨盤と腰椎の動きを感じてもらいました。彼が動きを感じ始めると、数年振りに背中の感覚がわかるようになり、「前は痛みしか感じなかったが、背中があるような感じがしてきました」と言いました。

脳に送られる感覚フィードバックが彼にもわかるようになってきたので、今度はその部分を少しだけ動かしてもらいました。背骨全体に少しずつ動きを広げて、ジェームズには、今まで自動的に収縮させていた筋肉を、意識的に軽く収縮させてもらいました。そうするうちに傍脊柱筋は次第に柔らかくなり、極端な反り腰が緩んできました。私は彼に、背中に手を伸ばして筋肉を感じてもらいました。そうすることで、彼の手の触覚で筋肉が柔らかくなる感覚を脳に伝えることができました。

　十分に感覚運動能力が再構築されたところで、夜寝る前や、朝起きた時に練習できる簡単なソマティック・エクササイズをジェームズに教えました。この時間帯は、脳波がゆったりしているので、新しい学習を

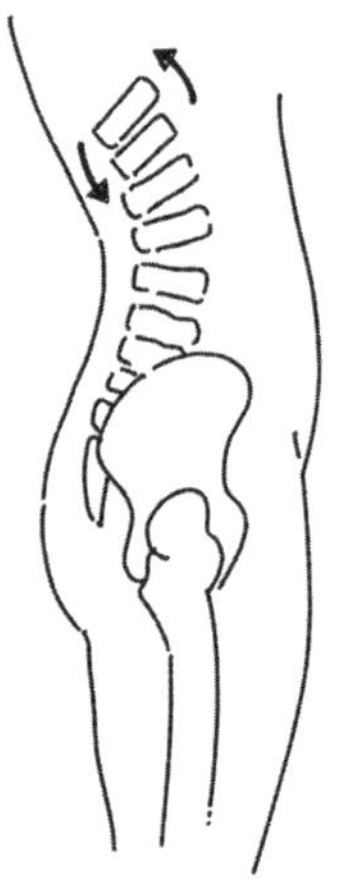

図5a
「ブロックが崩れる」という錯覚

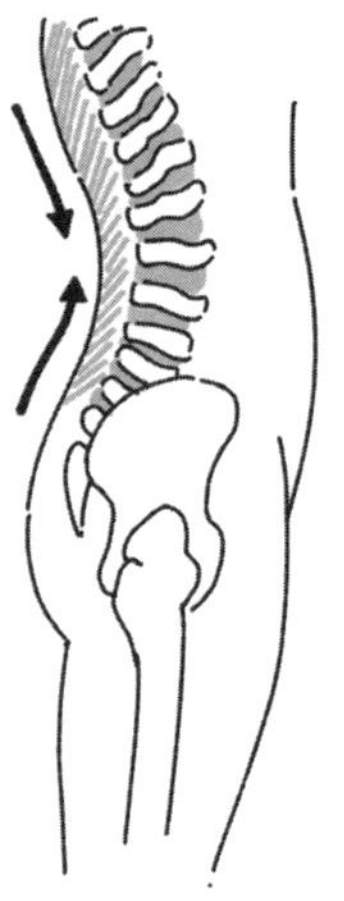

図5b
筋肉に引っ張られた弓状の椎骨

受け入れやすくなっています。[*3]

ジェームズは1週間、簡単なソマティック・エクササイズを練習しました。二回目に彼が笑顔で現れた時、感覚運動健忘が改善されたのがわかりました。もう鋭い痛みはありませんでしたし、動きは前回よりもスムーズでしっかりしていました。マッサージテーブルで、さらに背骨と胴体の動きを診て、もう少し複雑なソマティック・エクササイズを教えました。彼は感覚運動を制御する方法を習得する二週目に突入しました。

次に会うと、ジェームズは、軽い痛みすら感じなくなっていました。むしろ体幹をもっと柔軟にしたいと考えていました。これは彼が次の段階へ進んだことを意味していました。今や痛みを取り除くのではなく、柔軟性を高めることを考えていました。これは感覚運動を制御する力を取り戻したというサインです。これで、私のクライアントは一人いなくなりますが、彼におめでとうと言いました。三回目のセッションでは、体幹を動かすことで、肩や股関節が楽に動くか試してみました。体幹の動きに腕や脚を連動させる複雑な動きを彼に教えました。そして、クライアントとしての彼とお別れしました。

数年後にジェームズと話した時に、調子を聞いてみました。特に問題はないとのことでした。今でも朝、私が教えたソマティック・エクササイズをやっていました。筋肉が伸びて、リラックスしている心地良さを思い出すことができる限りは大丈夫だと彼は感じていました。目が覚めると、猫のようにストレッチをして仕事に出かけます。週に数回、早朝ジョギングをしていました。テレビ制作の仕事のストレスは同じでしたが、ジェームズは変わりました。彼はストレスに柔軟に対応し、仕事を楽しんでいました。

ジェームズは言いました。

「あなたの言う通りでした。仕事も健康も両立できますね」と。

解説：慢性的な筋収縮

ジェームズは、運良く、早い段階で、筋緊張《きんきんちょう》を改善することができました。彼の場合、ほんの数年痛みを感じるだけで済みました。もっと後になっていたとしても十分改善できますが、そうなると、20年、30年と痛みに耐えなくてはならなかったはずです。40年以上も身体のどこかしらに常に痛みを感じているクライアントはたくさんいます。ずっと続く痛みと慢性的な筋緊張は常にセットです。けれども、それは回避することができます。

筋肉の動きはひとつです。収縮、あるいは短くなることです。収縮は、筋肉が中枢神経系から、収縮せよという電気信号を受け取った時に起こります。この信号が止まると、収縮も止まり、筋肉は元の長さに戻ります。筋肉が長くなりリラックスするのにエネルギーは必要ありません。エネルギーが必要なのは、収縮して短くなる時です。

筋肉を意識的に収縮させ、それから緩めると、筋肉はほぼ完全に柔らかくなります。リラックスした筋肉に電気活動はありません。**完全に、意識的に、筋肉を制御するとはどういうことかというと、筋肉全体を収縮させてから、その筋肉全体を完全にリラックスさせることのできる能力**のことです。

しかしながら、大部分の人は、背中やお尻や肩などを動かすために筋肉を収縮させても、動き終わった後に、意識的に、筋肉をリラックスさせ、元の長さに戻したりしません。筋肉は10パーセント、20パーセント、または40パーセント収縮したままでは、収縮とエネルギーの消費はゼロになりません。そうすると、どんなに頑張っても、筋肉は完全にはリラックスしません。筋肉は収縮し続け、その間エネルギーを消耗し続けることになります。

すべての筋肉には〝筋緊張〟があります。筋緊張とは、刺激に応じて伸びたり縮んだりする能力または弾力性です。静止状態では、筋緊張はゼロです。もし私たちが筋肉を完全にコントロールしたとすれば、〝筋緊張〟はゼロ、つまり完全なリラクゼーションになります。しかし、もし筋肉を意識的にコントロールできなければ、筋緊張の度合いは10、20、40パーセントに上がります。これが慢性的な筋収縮です。

もし筋緊張が10パーセントなら、筋肉は常に疲労し、硬くなります。20パーセントなら、筋肉は疲労し、硬くなり、痛みます。40パーセントなら、疲労し、もっと硬くなり、すごく痛みます。

慢性的に筋緊張が高い人は、動きが制限されるので、筋肉が弱くなったと感じます。医者にも筋肉が弱っていると言われることがあります。しかし、それは逆で、その人たちの筋肉はかなり強く、常に収縮することで、疲労し、頑張り過ぎています。**筋肉を触ってみて、硬いと感じたら、それは間違いなく休みなく収縮しているサイン**です。慢性的に収縮した筋肉は、誰にも止められないモーターのようなものです。筋肉は収縮し続け、エネルギーを消耗します。

これが、筋緊張の高い筋肉が常に痛む理由です。収縮のエネルギーとして筋肉に蓄えられているグリコーゲンは、常に燃焼します。グリコーゲンを消費し筋肉が収縮すると、グリコーゲンは乳酸《にゅうさん》になります。グリコーゲンが消費されると、乳酸が生成され、酸がたまり、筋肉の感覚細胞は炎症します。いつも10パーセント収縮していると、筋肉は疲労します。40パーセント収縮すると、血流では流しきれないほどの酸が痛覚受容体細胞《つうかくじゅようたいさいぼう》の周りに生成され、筋肉は常に痛みます。

通常、20代後半から筋肉に慢性的な痛みを感じ始めます。年々痛みは続き、個人のストレス耐性にもよりますが、あまり感じないこともあれば、耐えられないほどの痛みになることもあります。私たちは、年を重ねるほど、多くのストレスやトラウマを体験することになります。だからこそ、年を取ると、筋緊張は高まり、身体も硬くなり、姿勢も歪みます。硬くなった筋肉は、常に乳酸を生成するので、慢性痛になります。

このような硬い筋肉、可動域の制限、疲労、姿勢の歪み、慢性痛は、「**老化現象**」と思われています。老化現象は、生理的衰え、慢性疲労、衰弱につながる実際には存在しない病気で、「元には戻らない」ものです。しかしながら実際には、年齢と老化現象は関係ありません。こうした現象はストレスやトラウマに対する生理的反応が蓄積した結果です。

普通はストレスやトラウマによって、筋緊張が不健康なレベルにまで達するには何年もかかります。しかし、これと同じような慢性的な筋緊張は、幼少期や10代の頃に尋常ではないトラウマ体験がある場合は、若い人にも見られます。20代、30代で、まるで70代の人のような身体で、筋緊張が高く、悩みのある人たちにたくさん会いました。どのケースでも、こうした若者たちは、幼少期に病気をしたり手術をしたり、家族との悲惨な別れや戦争など、社会政治的に危機的な状況を体験していました。

筋緊張が高まるのは、普通は年を取ってからです。それは間違いありません。しかしそれは、「年を重ねる」というはっきりしない要因で起こるのではなく、ストレスの多い人生や外傷を負うような事故など、はっきりとした要因の積み重ねで起こります。長く生きれば生きるほど、そうした出来事は起こり、積み重なります。

ある人は、早い段階で集中的に体験し、症状も早期に現れます。またある人は、運よく、ストレスやトラウマの影響を受けずに、70歳でも25歳のように元気で溌剌《はつらつ》としています。感覚運動健忘についての理解が高まることで、後者のグループが増えることを私は期待しています。

人間には800もの筋肉があり、そのすべてに感覚細胞があることを思えば、筋肉から脳にフィードバックされる感覚情報が、私たちの健康に、いかに大切であるかがわかります。筋緊張の高い人は気分も優れません。回復の希望を持てない人もいます。何百人ものクライアントが「年を取ったなぁ」と言い、筋緊張は元には戻らないと思っています。

しかし、**ストレスに対する筋肉の反応は回復します**。いくつであっても、心の底から「若い」と感じることができます。これは、緊張しエネルギーを消耗する際は、なるべくリラックスし、うまくコントロールしながら緊張を楽しむという意味です。

ソマティックな人生の基本は、波に浮かぶコルクのように、人生のストレスやトラウマと共に生きる術を学び、より一層自分自身をコントロールできるようになることです。

第3章
凍りついた肩
——ルイーズ（56歳）のケース

ルイーズと会った時、彼女はいわゆる「**凍結肩**」でした。

2年前に転倒し、腕と肩がつながるところ、上腕骨上部を骨折しました。外科医は、骨をピンで留めてつないだ後、そのピンを取り除きました。骨の組織は治癒して元に戻りましたが、機能は元通りにはなりませんでした。術後の腕の硬直は、理学療法でいくらか改善しましたが、それは必要最低限の回復でした。ルイーズは、右腕を水平に上げることも、後ろに伸ばすこともできませんでした。肩関節の前の部分の痛みが慢性化し、腕を前に動かすことがかろうじてできる程度でした。50代半ばのルイーズは、「年を取ったから仕方ない」という結論に達しました。

ルイーズの治療歴を聞いた私はルイーズに立ってもらい、バーニーやジェームズの時と同じように、その姿を観察し、筋肉を触ってみました。正面から見ると、彼女は右肩が左肩よりも下がっていました。右肩は「下に引っ張られている」ように見え、右手が左手より約2センチ下にありました。「腕が50ポンドもあるように重たいです」と彼女は言いました。私の前に立った彼女は、元気がなく、一方向にしぼんでいるように見えました。

彼女の筋肉を触ると、すぐになぜ腕がそんなに重たく感じるのかわかりました。彼女の言う通り、本当に重みで下がっていたのです。彼女の**広背筋**（上腕上部前部と肩甲骨の角に付着し、腰椎の裏側を通って骨盤まで広がる筋肉）はかなりの強さで収縮していました。この筋肉が常に収縮することで、腕が下に引っ張られ、水平に上がらなくなりました。車を運転したりご飯を食べたりする時の、腕を前に出すという簡単な動作をするだけで、肩上部がひどく収縮し、無理がかかりました。この筋肉はいつも無理をしていたので、激しい慢性痛がありました。そして、広背筋は固まり、動かなくなりました。

ルイーズの胸の筋肉、胸筋も、無意識に収縮し、硬くなり、力が入っていました。この筋肉は、広背筋に隣接し、上腕骨上部から始まります。そこから筋繊維が胸部を扇形に覆い、頸、鎖骨、胸骨に付着し、第5、第6肋骨まで広がります。一方で、胸の半分下から恥骨まで伸びる腹筋も慢性的に収縮し、胸郭を引っ張っていました。胸筋と腹筋の収縮で、肩が前と下に、同時に、広背筋の収縮で、後ろと下に引っ張られていました。それによって、肩は「凍結」しました。ルイーズはまるで片翼だけになってしまったようでした。

ルイーズは50代だったので、腕が治らないのは年のせいだと思っていました。医者にも、関節付近の骨折で筋肉の癒着が起こり、腕が固まってしまったと言われました。医者は手術でその癒着を除去できると言いました。しかし、ルイーズは、ピンで固定し、それを除去する手術を2回も受けた後だったので、これ以上は受けたくありませんでした。興味深いのは、これ以上手術をしても、どうにもならないと彼女が考えたことです。

ルイーズの直感は当たっていました。

手術をしても、彼女の凍結肩は治らないでしょう。なぜなら動きを阻害していたのは、癒着のような構造上の障壁となる「塊」ではありませんでした。むしろ、ルイーズが**自分の意志でコントロールすることのできない脳の領域で、休みなく筋肉の収縮が起こっていた**からです。人間が抱える問題をソマティックな視点から見るには、この「塊」（構造）と「その人の持つ力」（機能）

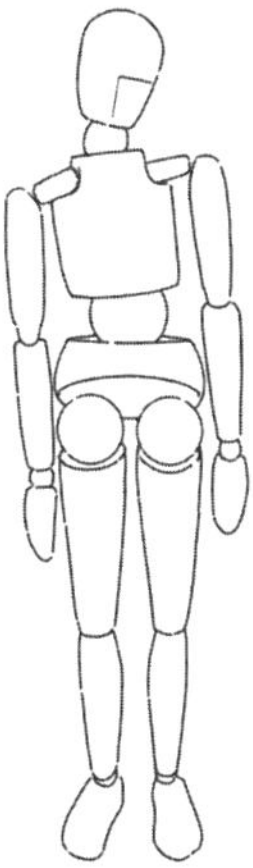

図6
ルイーズの姿勢

を区別しなくてはなりません。もし原因が「塊」であれば、外科的に切開して構造を変えるか、化学的に変化させなくてはなりません。けれども、自発的に何かをする能力に問題があるとすれば、その機能を取り戻さなくてはなりません。

ルイーズの場合は特に、問題となっている筋肉を効率よく動かすにはどうすればよいかを再度学習しなければなりませんでした。経験上、彼女の凍結肩の原因が私にはわかっていましたが、ルイーズが感じることができたのは、右腕が重たいということと、肩の前の部分がすごく痛いということだけでした。彼女は自分の筋肉が収縮しているとは知りませんでした。力を抜くことも、感じることもできませんでした。医者に言われた通り、構造に問題があって動かなくなっているから、自分にはどうすることもできないと信じていました。

ルイーズが「凍結」した筋肉を意識的に制御する力を取り戻すには、中枢神経内で起こっている収縮に気づいてもらう必要がありました。彼女には、右半身を上に、左半身を下にして横向きで寝てもらい、腰の広背筋と、右肩に、私の手を当てました。そして、この二つを同時に動かして、そのつながりに気づいてもらえるようにしました。

彼女は次第に、背中の動きが肩の動きと直接関係があることに気づき始めました。その時点で、少し変わった動きをお願いしました。それは、広背筋を出来るだけ骨盤の方に動かし、肩を今よりもっと硬く「凍結」させるというものでした。同時に、私の方では彼女の腕を前に伸ばし、逆の方向に引っ張り、彼女がしっかりと収縮させることができるようにしました。

なぜこんなことをさせたのかと言うと、彼女が肩を動かなくなるまで収縮させることで、その感覚フィードバックを、しっかりと意識してもらうためです。

彼女は、意識的に肩を今よりももっと収縮させ、腕をがっしりとつかんでいる「凍結」した筋肉を収縮させてから、緩めるということを交互に繰り返しました。この動きを続けるうちに、少しずつコツを摑んできました。つまり、どうやって動かせばいいのか思い出してきました。そして、思い出せば思い出すほど、上手になりました。しばらくすると、これまで無意識に収縮していた筋肉が緩み、この2年間で初めて、肩を楽に動かせるほどリラックスしました。

彼女は驚くと同時に感激していました。この魔法のような変容に涙すら流し始めました。そして、その喜びの涙は、自分で自分の身体を動かすことができるという気づきと混じり合いました。この魔法は、私が何かをしたからではありません。これはルイーズが内側から起こした変容でした。彼女は、再び自由に動けるという開放感を味わっていました。

その後、肩関節の別の筋肉でも似たようなワークをして、感覚と運動の両方をはっきりと意識できるようにしました。それから、寝る前と起きた後に、この新しい感覚運動を訓練するソマティック・エクササイズを教えました。2週間後3回目のセッションで彼女は、右腕を真っ直ぐ上げて、耳にあてることもできるようになりました。

その頃には、ルイーズは、明るく活発になっていました。肩の問題が再発することはありませんでした。そして、別の問題（抑うつ状態や年を取ったという感覚）が再発することもありませんでした。彼女は50代であることを忘れ、年齢よりもずっと若々しく振舞うようになりました。自分自身の中に深刻な身体の問題を解決するためのリソースを見出すことができ、活力と自信を取り戻しました。

解説：〝ソマティクス〟とは何か

人間は、外側と内側の二つの視点から見ることができます。その人が自分自身を内側から感じるのとでは、生理学者や医者などが外から見るのと、ずいぶん違います。

人は他人を見る時、外側から見える形や大きさといった〝体〟の特徴を見ます。彫像やろう人形を見るのと同じで、それらにも〝体〟の形や大きさがあります。しかし、その人が自分自身を内側で感じる時、感情や動きや意思といった、まったく別の内面豊かな存在に気づきます。外から誰かの体を見るのは、三人称の視点です。つまり、私たちは、「彼」とか「彼女」とか「それ」を見ています。しかし、その人が自分自身を内側で感じる時、それは一人称の視点、つまりその人だけが持つ「私」という視点であり、「**私という存在**」に気づいていることになります。

生理学者が外から三人称の視点で見るのは、常に「体」です。ひとりの人間が内側の一人称の視点で見るのは、常に「**ソマ**」です。ソマ（soma）とは、ギリシャ語で、ヘシオドスの時代から「**生きている体**」（living body）を意味します。このように自分の内側で起こっていることを生き生きと感じる感覚は、外から見る、いわゆる「体」とはまったく異なります。客観的には、人間だけでなく、彫像や人形や死体といったものすべてが「体（body）」になります。

人間の視点には、一人称のソマティックな視点と三人称の生理学的視点のどちらも必要不可欠です。三人称の外からの視点だけでは、化学や機械工学で外部から操作できるロボットやマネキンを見るのと同じです。この視点だけでは限界があります。なぜなら、一面的で、完全とは言えないからです。

医学は、客観的な三人称の視点に基づき築き上げられたので、健康に対するアプローチとしては完璧ではありません。医学は、人間における根本的な真実を見逃しているどころか、このままでは人間の成長を促すこともできません。人間を見る視点が不十分であるために、人類を救う力も十分には発揮できません。

人間のユニークな点は、主観的な存在であると同時に客観的な存在でもあるということです。人間は、自己を感じ、自ら動くことのできる主観的な存在であると同時に、観察され、操作されうる客観的な存在でもあるのです。

あなたからすれば、あなた自身がソマという存在です。

他の人たちからすれば、あなたはただの体です。

あなただけが、自身をソマとして感じることができます。他の誰にもそれはできません。他の人たちは皆、あなたを体として見ます。あなたも鏡を見れば、自分の体を見ることができます。他の人たちと同じように、鏡の中に、外側から見る、三人称の「体」を見ることができます。しかし、あなただけが、同時に「私という存在」を感じることができるのです。

ヒューマンサイエンスの問題は、いわば、ひとり対大勢になってしまったことです。一人称のソマティックな視点を持つのはたったひとりで、その他大勢の人は、その人を三人称の視点でしか見ません。その結果、大勢の人が、ひとりの人の体を客観的に観察、測定、図式化することが可能になります。これがサイエンスの選択した単純明快な方法です。

しかし、単純明快なものが、必ずしも真実で効果的とは限りません。

大勢が客観的な体を研究するのは意味のあることではありません。なぜなら、原子から小惑星に至るあらゆる物体と同じく、人類が物理的、化学的な力を受けて、どのように変化するのか突き止めなくてはならない事象はたくさんありますから。しかし、もし研究者の多くが、人間の体を、一人称の主観的なソマではなく、三人称の客観的な体だけを扱うのであれば、その研究者たちはすべてを見ているとは言えず、信頼できません。彼らは全体の一部だけを見るよう訓練されているので、ソマティックな側面は見ていません。そして、彼らの観察や推論や実践は、不完全な視点に基づくので信頼することはできません。

生理学や医学が、老化に潜む神話に気づいていないのは、**すべての人間は、自己に気づき、自己を感じ、自ら動くことのできる存在である**という重大な事実を理解していなかったからです。人は、自分が選択したことに責任を負うことのできるソマという存在です。

ソマティックな視点があれば、人間は、物理的、有機的な力の犠牲となりうる肉体を持つ存在であると同時に、自らを変えることのできるソマティックな存在であると気づくことができます。人は、内側の機能を感じる力、ソマティックな機能をコントロールする力を養うことができます。

これが本書のテーマです。

加齢により人はどうなるのかを理解したければ、客観的な視点にソマティックな視点を追加しなくてはなりません。ソマティックな視点を科学に取り入れれば、私たちが老化と信じる多くの健康問題は解決し、人類に蔓延するさまざまな健康問題に対処することができます。

医学には価値がないと言っているのではありません。逆に、医学は、人間の機能を客観的に理解するために、多大なる貢献をしました。私が言いたいのは、たとえそうではあっても、科学の寄与は不完全、不十分であること、つまり、医学的診断は完璧ではなく、治療も十分ではなかったということです。

ソマティックな視点で科学的視点を補えば、人を全体として、つまり、客観的に観察する

「身体的」側面だけでなく、自己の存在に気づき、自己に責任を持つという側面を理解する真の科学が実現します。この二つの視点で、真のヒューマンサイエンスが完成します。これまでの視点を補うことで、私たちは人類の進化の新しい領域に足を踏み入れることになります。

第4章

縮んだ脚

――ハーレー（60歳）のケース

しなやかに、そして、大股で颯爽と歩くことは、人間の最も重要な機能のひとつです。私たちは、他のどんな二足歩行動物とも違う歩き方をする生き物です。腕振りによって、反対側の足の動きとバランスをとります。第7胸椎と第8胸椎を中心に、上半身を一方に、下半身を反対方向に回し、脊柱の中心で身体をひねります。[*1]

少なくともこれが二足歩行の動きであり、上半身と下半身が滑らかに平衡を保ちながら回転するには、姿勢が真っ直ぐでなければなりません［図7aと図7b］。姿勢が湾曲したり傾いたりしていると、滑らかに平衡を保つことができなくなり、のろのろと、立ち止まり、よろけながら歩かなくてはなりません。こうなってしまうと、歩くことは疲れることになり、億劫で、時には苦痛になります。

ハーレーは、音を立てて片足をひきずりながら私のオフィスへやってきました。

体は左によろめき、左足が前に出る時は外側にカーブを描いていました。それを除けば、ハーレーは、人生のほとんどを屋外で費やしたカリフォルニアの牧場主らしい、丈夫で元気いっぱいの60代の男性でした。

1年程前、彼は小型トラックから落下し、左膝から地面に落ちました。左膝は、腫れ上がり、変色し、何週間も片足を引きずりながら歩かなくてはなりませんでした。幸運なことに、レントゲン写真では、膝関節包は無傷でした。軟骨組織と腱が、強い衝撃を受けて収縮していましたが、損傷はあ

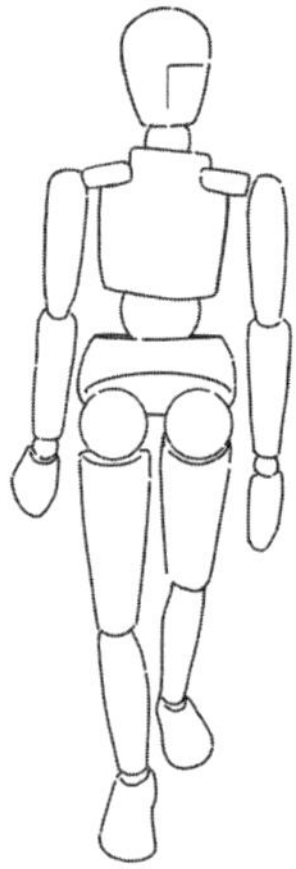

図 7b
通常の二足歩行を前から見た図

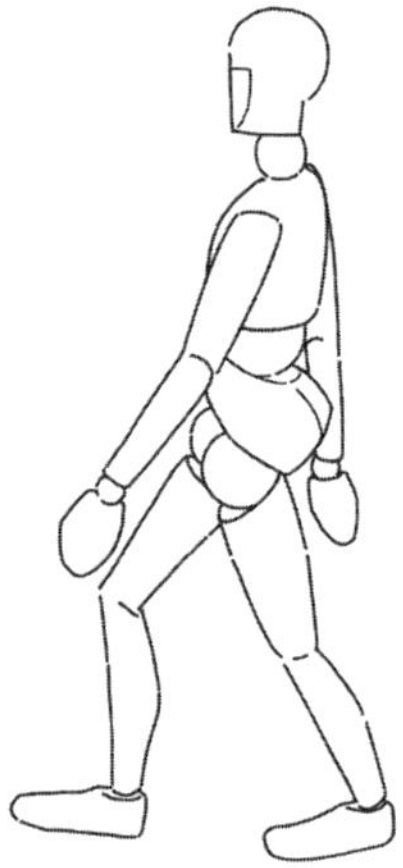

図 7a
通常の二足歩行を横から見た図

りませんでした。にもかかわらず、痛みと腫れが引いた後、ハーレーは、歩く時に左膝が曲がってぎくしゃくし、体重が左足にかかることに気づきました。ただその辺を歩くだけでも大変でしたが、残念だったのは、妻とスクウェアダンスができなくなってしまったことでした。

私が見る限り、ハーレーの膝はまったく問題なく動きました。そして、脚を動かしてみると、脚は完全に真っ直ぐに伸びました。内部で引っかかるものもなく、変な音もしませんでした。膝関節の外側を押しても、膝関節包に緩みはありませんでした。立っている時や歩いている時に、膝を真っ直ぐ伸ばすことができないという以外は、何の問題もありませんでした。この時すでに私には、問題は機能であり構造ではないということがわかっていました。

ハーレーに立ってもらうと、彼の体はかなり左に傾き、バランスを取るために、頭は右に傾きました。首の右側がいつも痛みませんかと聞くと、答えはイエスでした。胴体左の筋肉全体、特に、左の腰の筋肉が硬く緊張していました。肋骨が骨盤に触れるほど左に傾いていました。膝で落下したせいで、これらの筋肉は縮こまったままでした。実はこれが、まさしく問題だったのです。落下の際の痛みの伴う外傷によって、脳の中で、左側の筋肉の反射的な収縮が起こっていました。彼の左半身、そして右脳が受けた衝撃は、いわば、その時のまま凍り付いてしまったかのようでした。

ハーレーの左腰とお尻の筋肉は、あまりにも強く反射的に収縮したため、普通に動かすことも伸ばすこともできなくなりました。左側の骨盤と膝は歪んで縮こまったまま〝フリーズ〟し、まるで飛行機のランディングギアが半分引っ込んだままになってしまったかのようでした。医療では、医者は全体でなく部分だけを見るので、彼の主治医は、膝に組織的損傷がないかを探し、実際に左半身全体に何が起こっているのかという重要な点を見逃していました。

まず初めに、ハーレーに、その時点では感じることのできなかった、左半身の強力な筋肉に気づいてもらいました。彼の感覚運動健忘の中枢は、左半身の肋骨と骨盤をつなぐ筋肉にありました。彼にはテーブルで横向きに寝てもらい、彼の代わりに、私が彼の骨盤を動かしました。その動きを彼が感じ始めたら、今度は自分で動かしてもらいました。つまり、すでに硬くなっている腰の筋肉を、意識的にもっと硬く収縮させてもらったのです。

これを機能面から考えてみましょう。ハーレーの左腰の筋肉は、脳の無意識の領域から、その筋肉の約50パーセントを収縮せよという信号を常に受け取っていました。私が彼にお願いしたのは、80パーセント、またはそれ以上収縮させることで、脳の意識的領域から、もっと強い信号を送ること

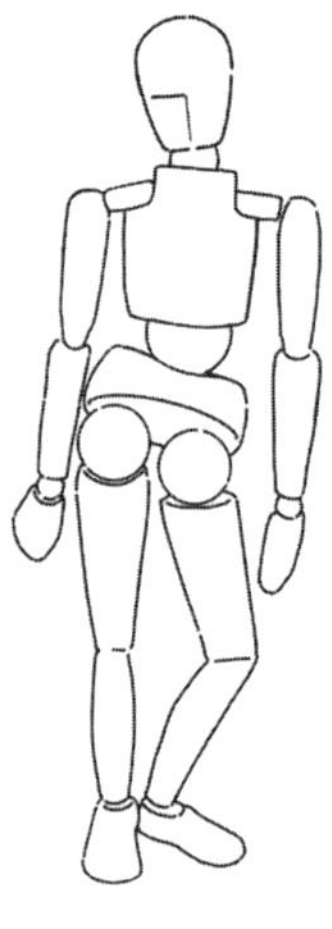

図8
ハーレーの姿勢

でした。

脳の意識的領域である大脳皮質から送られる電気信号は、皮質下の無意識の領域から送られる信号よりも強くなりました。電気化学用語で言うと、随意信号が不随意信号を「オーバーライド（無効にする）」し、腰の筋肉を再び制御することができるようになったのです。このように、ハーレーが腰の筋肉を意識的に制御する方法を学ぶと、魔法のようなことが起こりました。1年半ぶりに腰の筋肉がほぐれ、長くなったのです。

ハーレーは、さらに良くなるまでこの練習を続けました。だんだんと良くなるにつれ、筋肉を縮めてからリラックスさせることが上手くなっただけでなく、その動かしている部分を感じられるようになってきました。お尻が正常な位置に戻ると、歩いている時も膝を伸ばすことができるようになりました。

「左側が目を覚ましたみたいだ」とハーレーは言いました。実際に、**彼の脳が目を覚ましたのです**。つまり、意識的な動きの中枢である大脳皮質が、身体をコントロールし始めたのです。神経学的に言えば、身体的な気づきが増すと、神経的な感覚の気づきも増し、感覚的に筋肉がわかれば、運動も制御できます。このことは、感覚運動システムが〝フィードバックループ〟であること、つまり、**感じることができなければ、動かすこともできない、動かせるようになればなるほど、感じるようになる**ということです。これが、感覚運動システムの法則であり、ソマティック・エデュケーションの神経生理学的な基盤です。

クライアントとのセッションを3回しかしなかったと思われるのは嫌ですが、ハーレーと私はその後2回会っただけでした。最初のセッションでは、腰の筋肉の制御の仕方を教えました。2回目のセッションでは、お尻の筋肉を集中的に動かしました。そして、3回目のセッションでは、お尻と腰の筋肉の動きに合わせて、踵と膝を動かせるよう練習しました。

3回目のセッションが終わる頃、ハーレーはもう片足を引きずってはいませんでした。彼は、颯爽と、しなやかに歩き、体幹は真っ直ぐに伸び、腕は下半身の足の動きに合わせながら、伸び伸びと動いていました。ハーレーは、膝を楽に伸ばすことができるようになり、それからまもなくして、彼の大好きなスクウェアダンスを再開しました。

解説：脳の無意識の領域

感覚運動健忘《センサリーモーターアムネジア》（SMA）の特徴として意外なのは、筋肉が収縮していても気づかないという点です。気づかないうちに何かをやっているとは意外な気がします。

私は毎日、クライアントに、SMAのこのような側面に気づいてもらいたいと思っています。たとえば、マッサージテーブルにいる慢性肩こりのクライアントに、リラックスしてくだいねと言いながら腕を持ちあげます。その後、私が手を離しても、彼女の腕は上がったままだとします。そのことに彼女に気づいてもらうためにこう言います。「腕を見てください。

何か変ではありませんか?」何も変ではないと彼女は言います。「腕が上がったままですよ」と教えると、「あっ! 気づかなかった」と言って、急いで腕を下ろします。

また、いつも首が痛いという人に、マッサージテーブルで仰向けに寝てもらい、頭を持ち上げるとします。首の後ろの筋肉に力が入り過ぎて、上がりません。彼に、「頭を上げるので、首を楽にしてください」と言います。意識して力を抜いてもらい、いったん、彼の頭を上げてから下ろします。そして2秒後に、もう一度やってみます。すると、首の後ろにまた力が入っていて、上がりません。しかし、彼はそのことに気づいていません。指摘しないとわからないのです。毎日、一日中、彼は知らないうちに首の後ろを硬く収縮させ、どうしていつも首が痛いのだろうと思いながら、私の元にやって来ます。筋肉は休みなく働き、疲労し、痛みますが、自分でそうしていることに気づきません。

クライアントの多くは、痛みの原因について、神経の損傷、骨の棘突起、滑液包炎、関節や腱の炎症があると、医療従事者から言われます。現代医療では当然ながら、手術や、神経切除、骨を削ったり、患部にさまざまな薬を打つことになります。それで痛みが治まらなければ、不治の病だから一生付き合わなければならないと言われます。

筋肉の収縮が続けば、痛みが発生します。アスリートなら誰でも知っているし、40マイル歩いた兵士でもわかります。気づいていようがいまいが、長い間筋肉が収縮すると痛みが生じます。筋肉にSMAがあると、アスリートや兵士のように、一日だけでなく、毎日、無意識の収縮が続きます。知らないうちに休むことなく収縮し続け、何週間、何か月、何年も、そして一生続きます。20代前半で腰にＳＭＡ由来の収縮が起これば、痛みの強さは変わっても、収まることなく生涯続くのはよくあることです。

「自分で収縮させているのですよ。収縮をやめれば、痛みはなくなりますよ」

とクライアントに言ったとします。私がたとえ、１年間、あるいは10年間、そう言い続けたとしても、何も変わらないし、彼らを絶望させるだけです。理解するだけでは、筋肉が収縮しているのを感じることはできません。自分の身体で感じなくてはなりません。

筋肉を感じることと動かすことはフィードバックループになっていて、筋肉から脊髄と脳、そしてまた筋肉に戻るということはすでにお話ししました。このループは神経系で近道をとることもでき、脳につながる神経路を通らずに、筋肉から脊髄へ、そして再び筋肉に戻ることもできます。これは、医者が患者の膝蓋骨の下を木槌で叩くと、膝がぴくりと動く反射が起こる時の感覚と運動の経路です。軽く叩かれた時に、感覚刺激が脊髄の特定の部分に伝わると、自動的に筋収縮を起こします。

感覚運動健忘では、感覚運動の回路が、脳の随意制御を経由するいつものルートから外れ、脳の不随意の経路から起こる反射的反応に陥ります。同じ感覚運動の、筋肉‐脳‐筋肉のフィードバックループですが、神経信号が脊髄を上行する際、いわば近道をとります。つまり、感覚／運動信号のフィードバックは、脳の意識的領域より下層で起こります。

これは、脳の進化を考えると、簡単に理解できます。人間の脳はひとつではなくむしろ、三つの脳が協力し合うことで成り立っています。古い層から順に進化し、各層には下層にはない洗練された機能が追加されています。三つの層がうまく協調できなくなることが、感覚運動健忘の特徴です。

ポール・マクリーン（Paul MacLean）は、この三つの層を〝三位一体脳[*2]〟として詳しく解説しました。

最も古い層は、原始的なウミウシや魚から進化し、心臓の調節や血液の循環、呼吸、運動、生殖といった根本的な機能を制御します。マクリーンはこの層を、自動車に喩《たと》え、〝神経で出来た車体〟と呼びました。

次の層には、マクリーンの喩えで言うと、車体に〝ハンドル〟が付け加えられました。この中間層では、古い層の基本的機能がより洗練されたものとなり、運動はより協調的になり、攻撃や防衛反応もより調整され、縄張りや社会的序列（上下関係）を意識するようになります。中間層になると、特定の感情を持つようになります。たとえば、身を引くような恐怖心、攻撃行動を起こさせる怒り、生殖を促す欲求などです。こうした情動機能は、周囲の状況や、とるべき行動に対して、感受性がより高いことを示します。この層の機能は人間の脳にも強く存在し、不随意、つまり無意識の行動の原動となっています。

最上層にあるのは新皮質です。マクリーンの喩えで言うと、〝神経の車体のハンドルを握るドライバー〟です。この部分は、哺乳類で圧倒的に増える灰白質で、霊長類ではさらに発達し、人間で最も複雑な進化を遂げました。新皮質は膨大な神経細胞の集まりで、意識的な学習の中枢であり、すべての脳を制御します。随意行動の源でもある、この意識の管理センターは、適応と学習の巨大組織です。誕生時の原始的能力を有するだけでなく、成長と共に、それに関わる複雑な能力と運動のすべてを、段階的に、着実に学習します。

成熟とは、皮質による学習が、ますます増えることです。このプロセスは、脳に生存をかけた緊急事態が起きない限り永遠に続き、人間の行動を進化させ、洗練させます。ストレスやトラウマとなるような出来事が続くということは、ネガティブな状態であるということで、意識的な皮質が、感覚運動システムをこれまで通り制御できなくなります。そうすると、下層にある第一、第二層の、より原始的な領域が制御することになります。それは不随意反応への後退を意味します。これが、感覚運動健忘によって起こることなのです。

ストレスの瞬間の後はいつも、筋肉の制御を随意の皮質に戻すことができたらどんなにいいでしょう。そうすれば、生きるというプロセスが、感覚運動健忘による痛みや不具合に邪魔されることはありません。闘うことにエネルギーを消費し、無意識のうちに不要な筋肉の収縮を続ける代わりに、生涯、成長し続けることができます。私たちは、人間としての無限の可能性に近づくことができます。

これが〝ソマティクス〟の願いです。

第5章
老人の踊り
——アレキサンダー（81歳）のケース

メキシコ南西部にあるタラスコ地方は、ビエジトスの踊り（老人の踊り）というフォークダンスで知られています。長い白髭を垂らした平たいつばの帽子をかぶった小さな老人たちは皆、腰が曲がり、杖をついています。彼らは、白い大きなシャツに、パツクアロ地方の農夫が着るパンタロンをはいています。

実は、この白髪に白い服のコスチュームを身にまとっているのは、足の速い若者たちです。音楽が始まった時、その「小さな老人」たちはじっと動かず、立つのもやっとに見えます。その後徐々に、リズムに合わせて膝を上げ、足をシャッフルさせながら、体を動かし始めたと思うと、いつの間にか、目も回るような速さで、細かいクイックステップを踊っています。そして、もうこれ以上は無理と思うと、突然、音楽が信じられないくらい速くなり、小さな老人たちは狂ったように踊り出し、リズムを取りながら地面を叩く彼らの脚やつま先は霞みます。この間ずっと、彼らは、杖をついて腰を曲げたままなのです。

タラスコ地方の人々は、老化は神話であること、神話の中の老人は「三本足」で歩くことを理解しています。この「ビエジトス（老人）」の中から、実際は、若者が音楽に誘われ元気に踊りながら姿を現すという表現に、非常に深い洞察があります。若々しい動きなど到底できそうにもない年老いた身体が、突然、スピード感と柔軟性を見せるとは、なんと素晴らしい変容でしょうか！

アレキサンダーは、81歳のいかにもビエジトス（老人）らしい男性でした。杖をついて歩き、腰は50度くらい曲がっていました。息子さんがアレキサンダーを連れてきて、父親がいつも胸やお腹の辺りに痛みを感じていることを、あらかじめ私に教えてくれました。彼の腰は50度曲がったままだっ

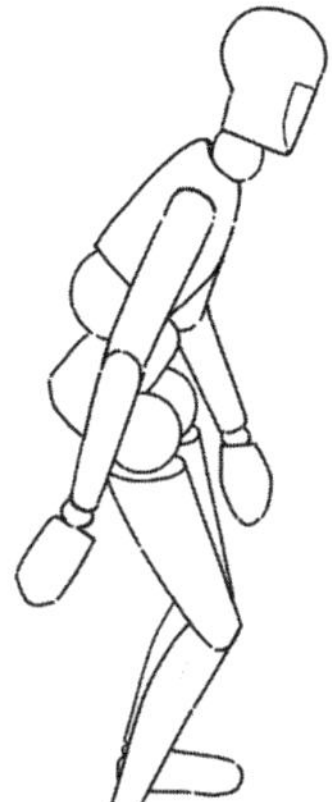

図9
アレキサンダーの姿勢

たので、仰向けで寝る時は、大きな枕を三つも置かなくてはなりませんでした。そのような極端な姿勢は、スフィンクスの謎解きの中の老人イメージそのものです。

息子さんは、父親も年だから、曲がった腰は治らないだろうが、慢性痛が少しでも良くなるといいと言いました。姿勢を除けば、アレキサンダーは気力もあり、機敏で、胃と腰の痛み以外に問題はありませんでした。顔色もよく、食欲もあり、さまざまな活動に興味を持ち、いたって健康な81歳でした。

息子さんが言うには、アレキサンダーの腰は、60代半ばで退職してから曲がり始め、この15年でひどくなりました。引退後は、投資と社会保障で生活していました。アレキサンダーは、明らかに経済的な不安を感じていました。常にインフレと株で損をすることを心配していました。老後の経済状況を心配すればするほど、腰は曲がっていきました。

どのクライアントに対してもそうですが、私は、アレキサンダーが立ったり歩いたりするのを、あらゆる角度から観察しました。姿勢の歪みの原因を知るために、胴体の筋肉を触ってみました。彼の腹筋は硬く、まるで革を触っているようでした。この長い腹筋は、恥骨または鼠径部《そけいぶ》から胸の中央に伸び、肋骨の下半分を覆っています。腹筋が強く収縮すると、胸が恥骨の方に引っ張られます。腹筋が、あまりにも硬く収縮すると、胴体全体がその腹筋に引っ張られ、典型的な「ビエジトス（老人）」の姿勢になります。アレキサンダーの肋骨の間の小さな筋肉までもが、極度に硬くなり、胸壁《きょうへき》はへこみ、頭が前に出て、首のラインはまるでハゲワシのように曲がっていました。
アスリートなら誰もが知っているように、筋肉を使いすぎると次の日に痛くなります。アレキサンダーの場合、お腹と胸と首の筋肉を常に使っているので、絶えず痛みがあり、疲弊していました。背中の筋肉も同様に、胴体が前に倒れてしまわないよう頑張っていました。アレキサンダーは、意識的にこの収縮を緩めることはできなかったので、常に、痛みと疲労を感じていました。目が覚めた時は元気でも、数時間後には、疲れきっていました。さらに、お腹と胸の筋肉が慢性的に収縮することで、必要最小限の浅い呼吸しかできませんでした。酸素摂取量が食べたものを代謝するには十分とは言えず、そのせいで常に疲労感がありました。

アレキサンダーの主治医は、お腹や胸の筋肉が弱く感じるのは、筋肉の萎縮によるもの、つまり、おそらく筋肉が衰えているのだろうと説明していました。しかし、実際に起こっていたのは、これと正反対のことでした。**アレキサンダーの腹筋は、弱いのでなく、信じられないほど強力でした。その筋肉をいつも使っているので、常に力が入っていた**のです。

アレキサンダーの問題が、組織の退化ではなく、機能によるものとわかったので、私は彼に、そもそもの問題、つまり感覚運動健忘《センサリーモーターアムネジア》を解決するにはどうすればよいかを教えました。

私は特大の枕を三つも持っていなかったので、彼には横向きで横たわってもらいました。横向きになって胴体を伸ばすのではなく、体を90度前に曲げてもらい、心地よさを感じてもらいました。これはうまくいきました。彼が身体を曲げている間、私は、彼の胴体の筋肉に何が起こっているのか、実際に示しながら説明しました。初めは私が何を言っているのかはっきりとわからなかった彼も、次第に、自分の胸やお腹の感覚がわかるようになってきました。私は彼に、いつも無意識にやるよりも少しだけ強めに腹筋を収縮させてくださいと言いました。彼は最初、力がないからできないと不服そうでしたが、次第に、ある程度意識的に収縮させることができるようになってきました。すると彼は言ったのです。「胃の痛みがなくなった」と。

しばらくこのような練習をしてから、どのくらい変化したかを測ってみるため、彼に仰向けになれるかどうか聞いてみました。彼は上半身と頭の下にサポートがないからと抵抗を示したので、私はテーブルの上に用意してあった大きな枕を見せました。枕の高さは30度くらいありました。それでは低すぎると彼は言いましたが、私は彼に、試してみましょうと言ったのです。彼が仰向けになってみたところ、その枕で十分でした。1時間もたたないうちに、20度も変化していたのです！

アレキサンダーには、1日2回、寝る前と起きた時に練習するソマティック・エクササイズを教えました。彼には、何週間も会っていませんが、息子さんが、次のように報告してくれました。お腹のひどい痛みがなくなり、ぐっすり眠れるようになり、前よりもずっと元気になりました。彼が午前中に疲れることは、もうなくなりました。

6週間後、2回目のセッションで、私たちは、腹筋をさらにリラックスさせ、同じことを首の筋肉でもやってみました。最後に仰向けになると、彼の頭の位置は10度まで下がっていました。この時点で、枕ひとつで眠れるようになっていました。彼の気力と活動の場は格段に増えました。「ビエジトス（老人）」は、再び、内なる音楽を聴き、踊り始めたのです。

アレキサンダーの人生にはもっと重大な変化がありました。あまりくよくよしなくなったのです。彼は何年もの間、非常に警戒心が強く、気難しく、びくびくしていました。今では、痛みがなくなったので、恐らく以前なら悩んでいたことも気にしなくなりました。その結果、頭が冴え、思考も明晰になり、決断力も増しました。彼の妻は、もっとシンプルにこう言いました。「退職前のように、一緒にいても楽になりました」。

アレキサンダーは、工場長で、権威・権力のある地位にいました。退職後、彼は仕事人生で味わった力を感じることがなくなりました。ライフスタイルと経済的基盤も変わりました。世の中の出来事に対しても、積極的というよりむしろ受け身になりました。自力で何かするというよりも、他人に頼るようになりました。退職という変化は、アレキサンダーにとって大変なストレスだったのです。この**終わりの見えないストレスが、腹筋の収縮として、身体に現れた**のです。この収縮で、呼吸は浅くなり、腰が曲がり、絶えず不安を感じただけでなく、痛みまで感じたのです。

アレキサンダーを苦しめたのは、老化ではありませんでした。それは、ライフスタイルの大きな変化に反応して起こった、感覚運動健忘でした。二本足から三本足になる、スフィンクスの謎の生き物を生み出したのは、老化ではありませんでした。それは、バーニー、ジェームズ、ルイーズ、ハーレーに起こったことと同じ、ストレスや外傷から受けたネガティブな影響です。感覚運動健忘を防ぎ、ストレスや外傷に対する筋肉の反応が修正されれば、老化はなくなります。タラスコ地方の小さな老人たちの中に隠れていた若者たちが姿を現し、信じられないように動き始めます。

サマリー：5つの事例からわかること

1 問題は機能で、構造ではありません。5つの事例は、表面上は修復できないほど壊れてしまった身体に見えましたが、**問題は、神経系の機能**にありました。外面的には、この事例は、衰えつつある5つの身体ですが、内面的には、機能を制御することができなくなった5つの脳と言えます。

言い換えると、これは肉体の問題ではなく、ソマティックな問題です。構造ではなく、機能の問題です。医者ではなく、患者だけが解決できる問題です。これは、制御する力を失ってしまうという、人間のシステムの内的な問題であり、身体の一部が衰えたわけではありません。

2　機能の問題は感覚運動健忘です。５人とも、医学的な問題以外のことで困っていました。彼らは皆、医療サービスをすでに使い果たし、それ以外の支援を必要としていました。感染症や物理的な故障や生化学的な問題ではありませんでした。**ある筋肉を動かすとどんな感じがして、その筋肉を動かすにはどうすればよいのか、その記憶を失ってしまったことが問題**でした。

彼らの記憶喪失は、具体的には、感覚運動健忘と言います。なぜそれがわかるかと言うと、収縮している筋肉をどのように感じればよいのか、その収縮がどのようにして起こったのかを教わると、問題が解決したからです。感染症の抗生物質や、故障を治す手術や、生化学的問題を解決する薬物を使わなくても、機能と健康を取り戻せました。

3　感覚運動健忘の問題は、人生の長さではなく質によって変わります。何年生きたかではなく、何が起きたかによって変わります。年齢は、健康に関しては、中立です。年を取ることは、誰にとっても害はなく、年を取ること自体で、人が死ぬわけではありません。それよりも何が起きたかが問題です。

中枢神経系は、人生の出来事に応じて反応します。私たちの脳は、その出来事に反応し適応します。自由のない限られた人生を送れば、脳はそれに順応します。不安や恐怖や絶望を感じながら年月を費やせば、脳はそれに順応します。ショックな出来事や事故や怪我、重病や大手術をすれば、脳はそれに反応し順応します。このような出来事は感覚運動健忘の原因となります。反対に、充足感や自信や希望を感じながら人生を楽しめば、脳はそれに順応します。そして、まったく異なる影響を与えます。

脳は適応力のある器官です。生き延びるために、人生の出来事に応じていかようにも反応します。しかし、脳は、直接あるいは間接的に身体機能すべてを制御するので、人生に起こったことすべてが、全身に反映されます。

事例にある5人の身体的問題には、それぞれの人生の出来事に対する、内的でソマティックな適応が、はっきりと反映されていました。感覚運動健忘は、人生の出来事に中枢神経系が反応、適応した残念な結果です。この適応については、パート2で詳しく解説します。

4　感覚運動健忘は、常にソマティックシステム全体に影響を与え、人体の中心部から始まります。感覚運動システムのバランスが崩れると、全身のバランスに影響します。手足のどこか一か所でも、痙攣したり、ぎこちなくなったり、力が入らなくなると、骨格筋系の制御と協調の均衡が崩れ、自動的に他の関連する部分で埋め合わせをすることになります。こうした補正は、脳がシステム全体を調整しようとして、自動的、無意識に起こります。

当然ながら、このような調整によって、内的にはソマティックな機能、外的には身体の歪みが生じます。ソマティックシステム全体が正常に機能しなくなり、歪みます。ソマティックシステムの保持は遺伝的にプログラムされているので、脳はこうした歪みを調整・補正しますが、システム全体としては非効率的となり、柔軟性を失い、反応も遅れ、習慣的にストレスを生み出し、かなりのエネルギーを浪費するようになります。これがまさしく〝老化〟と思われている症状です。

しかし、感覚運動健忘は、常にソマティックシステム全体に影響を与えるだけでなく、人体の中心部から始まります。つまり、ウエストや腰やお腹にある、背骨と肋骨と骨盤にかけての大きくて強力な筋肉から発生するのです。ここは重心を取る領域です。そして、この領域が、まさに〝老化〟という症状が最初に現れる場所なのです。

まとめると、感覚運動系の歪みは、ソマティックシステム全体に影響を与えるだけでなく、特に人体の重心に影響を与え、以下の二つの関連する問題が、同時に発生します。まず初めに、重心を取る筋肉に機能的問題が起こり、そこから(1)背骨と骨盤、(2)肩と股関節、(3)肘と膝、(4)手首や手や足首や足など末梢の動きに問題が起こります。二つ目の問題は、逆に、

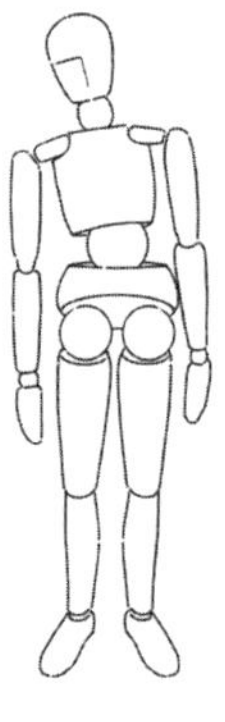

図10

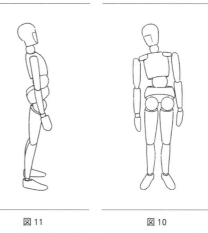

図11

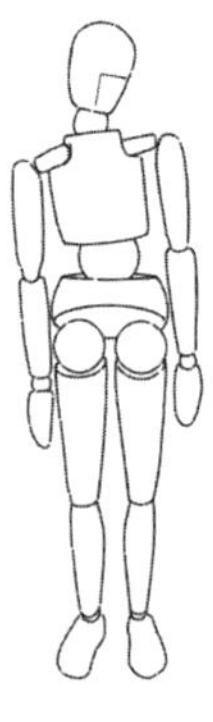

図12

手首や手、足首や足、肘と膝、肩と股関節と背骨などの末梢で怪我や障害が起こると、背骨－骨盤間の身体の中心に一番近い筋肉に問題が発生します。

この現象は5つの事例に明確に現れています。すべての事例において、どのような問題が末梢にあろうと、重心部の筋肉が決定的に関係しています。

バーニーの股関節の問題は、背中の右側の筋肉が無意識に収縮することでした。右の肋骨全体が骨盤に近づき過ぎ、側彎とバランス感覚の歪みの原因となっていました［図10］。

ジェームズの背中の問題は、腰椎と肋骨と骨盤にかかる傍脊柱筋が無意識に収縮したことでした。胸郭下部全体が、弓のように反り返り、骨盤の方に引っ張られていたので、歩いたり、腕を伸ばしたりする動きが制限されました［図11］。

ルイーズの肩の問題は、右の肩甲骨と鎖骨の筋肉が下がったまま、無意識に収縮したことです。肩と腕をつなぐ関節が、前と後ろで骨盤側に引っ張られ、動かなくなっていました［図12］。

ハーレーが足をひきずり、彼の膝が曲がっていたのは、彼の左腰の筋肉が無意識のうちに

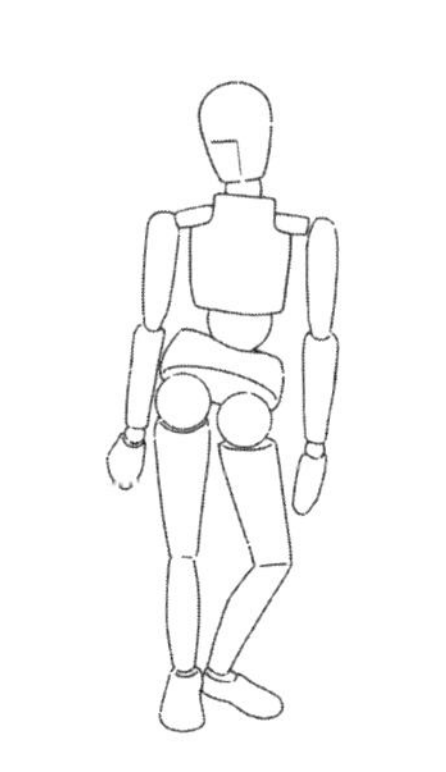

図13

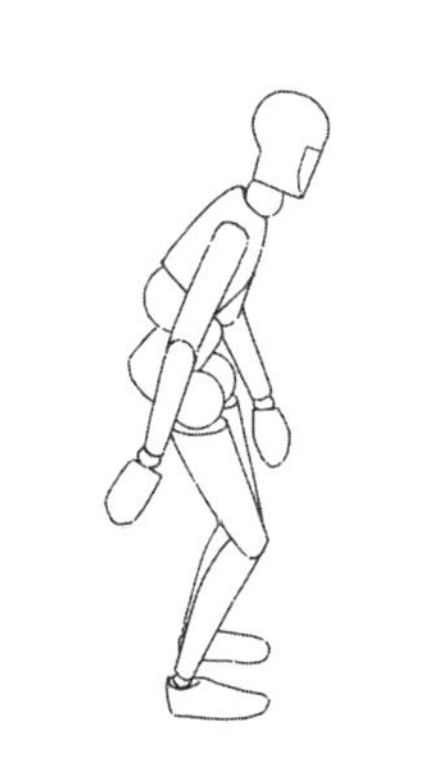

図14

縮こまり、左の肋骨と背骨に付着してしまったからです。股関節と脚は、飛行機のランディングギアが半分格納されたままのような状態でした［図13］。

アレキサンダーの前傾姿勢は、胸と、恥骨や骨盤下部をつなげる腹筋が、無意識のうちに収縮していたことによります。胴体が前と下に引っ張られ、典型的な老人姿勢になっていました［図14］。

しかし、5つの事例はすべて、根本的には同じ問題です。つまり、身体の重心の筋肉が無意識に収縮することで、末梢に影響を及ぼしていたか、あるいは、末梢で起こる無意識の収縮が、重心部を収縮させることでバランスを取っていたかです。すべての事例で、背骨と胸郭から骨盤にかかる強力な筋肉が根本的な問題となっていました。

バーニーの股関節、ジェームズの背中、ルイーズの肩、ハーレーの脚、アレキサンダーの前傾姿勢は、同じ現象、つまり、感じることも動かすこともできない、そして、末梢の慢性収縮に直に影響を与える重心部の慢性的な筋収縮が、それぞれ体現されたものです。

最後に、すべての事例で、重心部を意識的に感じること、意識して動かすことで、感覚運動健忘による無意識で自動的、反射的収縮を改善したということを忘れてはなりません。

5 内面的、機能的には、感覚運動健忘は単にソマティックな問題です。外面的、構造的には、感覚運動健忘は複数の不可解な医学的問題です。先程も述べたように、老化は健康、不健康に何の関係もありません。〝老化〟という言葉は、〝人生〟という言葉と同じくらい中立です。生きるとは年を取ることです。それなのに、医学や研究の分野では、老化という言葉には不思議な意味合いがあります。たとえこの言葉に、定義上は病的な意義が一切なくても、医学的用途においては、病的な意味が強くなります。つまり、そのことが、うまく診断や治療ができない高齢者の不可解な症状の、不可解で奇妙な原因なのです。「先生、どうして治らないのでしょう?」「あなたはもう若くない。形あるものは壊れる。年を取れば、誰でも多かれ少なかれそうなります」。

もちろん、これはナンセンスです。老化は、これまで老化と思われてきた何百もの問題とは何の関係もありません。**〝老化〟とは、仮想の病**です。このミステリーの裏には無知があり、概して感覚運動健忘というソマティックな状態についての無知があります。

5つの事例は、世界中で毎日起こっている、何百万もの典型的な事例と症状です。12年以上、私はクライアントの主訴を記録してきました。そのすべてが身体の重心部の筋肉と関係があり、それらの筋肉が身体の他の部分を制約しなくなると、すべてが解決しました。いかなる場合も、多数の不可解な症状の根底には、感覚運動健忘という、ソマティックな問題がたったひとつあるだけでした。

私のクライアントは、足、つま先、脚、お尻、胸、腕、手、背中、首、顎の痛みだけでなく、坐骨神経痛、膝のむくみ、静脈瘤、足首が弱ってすぐに曲がってしまう、硬くて曲がらない、足がつる、手がしびれちくちくする、慢性頭痛、耳鳴り、目の痛み、浅い呼吸、便秘、頻尿、尿道の痙攣、関節炎、頭が働かないといったことを訴えます。すべて慢性化しており、医学的には治りません。そして、感覚運動健忘が解消されると、すべて解決するのです。

注意してください。

私は「治った」と言っているわけではありません。「治る」ということは、感覚運動健忘の観点からすると、何の意味もありません。治療とは受け身の患者になされることです。外部からの機械的な技術です。感覚運動を思い出すということは、能動的になされる教育的なプロセスです。脳の内側と筋肉をつなぐ、内的なソマティックな成果です。

先の訴えは、クライアントが感じて、説明したことです。医者や医療機関の説明ではありません。彼らは医療機関で、次のように診断されました。神経痛、側彎症、後彎症、脊柱前彎症、関節炎、滑液包炎、骨関節炎、骨粗鬆症、狭窄症、骨棘、手根管症候群、腰椎圧迫、椎間板膨隆、腰椎すべり症、椎間板ヘルニア、退行性椎間板変性症、椎間板挫傷、心気症、アレルギー反応、術後トラウマ、そして最後に、〝診断不能の痛み〟がくるのです。

医学的には、たとえ「不治の病」、ゆえに、老化によるものであったとしても、主訴と、診断の事実は残ります。しかし、ソマティックな観点から言うと、これは二つの視点のうちの一つに過ぎず、もう一つは、感覚運動健忘、特に身体の重心部の筋肉が、こうした機能的問題の原因となります。このような機能的問題は〝治療〟では「治らない」とされます、しかし、これは、**もう一度学習し直すことでコントロールできる**のです。幸い、このようなことが、上記のような訴えと診断を受けた、何千もの人たちに起こっています。

PART 2

感覚運動健忘《センサリーモーターアムネジア》はどのように起こるのか

第6章
退化
——徐々に諦めていくこと

「もう年だから、少しゆっくりした方がいい」。

これほどあてにならないアドバイスはありません。退化への道を歩むだけです。このようなアドバイスは、衰弱どころか、死をもたらします。

年だから身体活動を減らすべきと考えるのは、典型的な老化神話です。しかし、民間に伝わる知恵には間違いもあります。場合によっては、維持できるはずの健康を失うことになります。

真実は逆です。壁にスローガンを貼りたければ、次のようなものにしてください。「機能が構造を成す」。俗に言う「使わないと駄目になる」です。このアドバイスは、解剖学、生理学、神経学的には正解です。たとえば、私たちの骨は、ある程度の重量に耐え、強度のある負荷にも長時間耐えられるよう、定期的に動かさないともろくなります。筋肉は、定期的に、負荷のある高度な活動をしないと、弱くなり、反応も鈍くなります。脳細胞は、意識を使うさまざまな活動に体系的に関与しないと退化します。

このような能力の低下、減退、退化は、老化ではなく、年を取ると何もしなくなることが原因で、徐々に、いつのまにか進行します。

年を取ったら楽をすべきという考えは、妄想のようなものです。そのようなことを信じていたら、少しずつ生きるために必要な機能を放棄することになります。ほとんどの人は、成長し、成熟し、何もしなくなれば衰えます。それは、成長過程で獲得した機能を少しずつ手放すという、意図的な、たいがいは計算ずくの行為なのです。

成熟とは、長期に渡る学習プロセスであり、その間に、機能のレパートリーが増え、私たちの人生は豊かになります。しかし、たいていはそうなりません。便利な機能のレパートリーが増えた途端、使わなくなるのです。つまり、計画的陳腐化の例です。冷蔵庫や自動車が壊れると、多くの人は、製造業者がわざと老朽化するように計画していると文句を言いますが、皮肉なことに、自分たちの身体もまた、計画的に壊れていくのです。

事実、「すべてのことがうまくいく」ことがアメリカンドリームであり、「すべてのことがうまくいった」人は、何もしない（活動しない）ステータスを得た人と思われています。プールで水着を着て、リクライニングチェアに横たわり、じっとして動かないのが、アメリカ人の「成功」のイメージです。しかしながら、これは死体のイメージであることも忘れてはなりません。

大人になるということは、子供の頃にしていたことをしなくなるということを意味します。子供は走りますが、大人は歩きます。子供は手足を使ってよじ登りますが、大人は、エレベーターを使います。子供は藪の中に走っていきますが、大人は迂回します。子供は逆立ちをしますが、大人は座っています。子供は地面を転がりますが、大人はマットレスでごろごろします。子供は上下に飛び跳ねますが、大人は肩を上下にすくめます。子供は大喜びして笑いますが、大人は控えめに微笑みます。子供は元気いっぱいですが、大人は慎重です。子どもは面白いことが好きですが、大人は安全を求めます。

つまり、立派な大人になるということは、子供のように振舞うことをやめてしまうことです。若い人のように機能しなくなることが、従来の大人の証です。しかし、このような大人という概念には、結果として、避けられない現象があります。それは、**機能を使わなくなった途端、忘れる**ということです。そしてすぐに適応する器官である脳が、こうした活動の減少に適応することで、その機能を失います。ある活動が、自分の行動リストからなくなると、脳はそれを削除します。つまり忘れるのです。その活動はどんな感じで、どのように実行されるかといった日々の実践的な気づきがなくなり、その結果、感覚運動健忘《センサリーモーターアムネジア》となるのです。

老化と身体活動に関する生理解剖学的研究

年を取ると、身体活動は減らすのではなく、さらに必要になることが、今ではわかっています。60歳以上の２６８人を10年間調査したパルモア（Palmore）の報告によると、病気の程度や頻度は、身体不活動と直に関係があり、喫煙や肥満など、一般によく知られている要因よりも多いとわかりました。[＊1] 身体不活動の人が1年間で少なくとも14日間寝たきりで過ごす割合は、活動的な人の２・５倍だったのです！

この10年にわたる時系列的な調査で、パルモアは、もうひとつ重要な発見をしました。非活動的な人は自身を不健康だと感じる人が多く、その割合は活動的な人の4倍でした。残念なことに、こうした非活動的高齢者が定期健診で不調を訴える割合は、活動的な人の2倍に昇りました。さらに悪いことに、実際に予想されるよりも早くに死亡したのは、活動的な人たちでは4分の1から3分の1であるのに対して、非活動的な人たちの場合2分の1以上でした。したがって、身体活動の減少は、健康や寿命にも関係します。

別の研究では、一般的な身体活動の効果が、より具体的に示されています。ロサンゼルスにあるアンドラス老年学研究センターのデブリーズ（DeVries）によると、優れたコンディシヨニング・プログラムは、心血管系機能の改善につながるという報告がありました。[*2] 心機能の改善、血圧低下、神経性緊張の低下、血圧の正常化が進み、体脂肪の減少、統計学上、心臓麻痺の可能性の減少などがあります。

老年学会誌には、平均年齢70歳のグループに行われた1か月間の耐久トレーニングの効果が報告されていました。[*3] その効果は、運動中心拍数の低下と運動後収縮期血圧の低下、血中乳酸濃度の減少が実証されたことによる、循環ストレスの減少です。この実験を行ったバーリー、シュタインメッツ、ペイジ、ロダール（Barry, Steinmetz, Page, and Rodahl）らの結論は、70歳の高齢者の負荷の限界が、1か月前より76パーセントも上昇したということでした！　さらに、運動後の収縮期血圧と血中乳酸レベルの改善だけでなく、被験者の酸素摂取量と肺活量が増加しました。他にも多くの研究で、同様の結果が、老年学会誌、アメリカ老年医学会誌、その他の学会誌で報告されています。

イギリスの研究者バッセイ（E. J. Bassey）は、「運動プログラムによって、明らかに高齢者の身体状況は改善し、体力は高まる……」と述べています。続けて彼は、「運動プログラムによって、適度な量の運動を自発的に行うなど、もっと活動的なライフスタイルに変わらない限り、その効果は長続きしない」と述べています。[*4] 言うまでもなく、これは、中年世代、特に退職を控えた人たちの一般的なライフスタイルよりも、ずっと活動的なものです。

アメリカとイギリスの研究以外に、ソヴィエト連邦には、高齢者の運動効果に関する相当量の研究があります。ソヴィエト連邦の科学者は、人体は、適度な負荷が与えられる限り、機能は衰えず、適応し続けるということを発見しました。[*5] この場合、副腎、血液成分、糖質代謝、心血管系、呼吸器系、神経系に良い影響があります。

解剖学的には、定期的な運動は、骨減少と骨癒着を遅らせるということが、スミス（Smith）とレダン（Reddan）による女性専用老人ホームにおける研究で実証されています。[*6] これは重要な成果です。なぜならば、高齢女性の運動量は、骨折、特に腰の骨折の怖れから、減少するからです。その逆をするだけで予防になります。

同様に、エリクソン（Erickson）も、関節の可動域と身体活動の関係を研究しました。彼は、定期的にストレッチをしないと、結合組織のコラーゲンが不足することを発見しました。[*7] さまざまな身体活動を維持することで、関節硬化を防ぐことができ、それにより、可動域の制限も防げます。要するに、感覚運動健忘でなくても、人間の機能と構造は、身体活動を常に継続しないと衰えるのです。

老化と脳に関する神経学的研究

スフィンクスの謎解きからわかるように、老化神話をつくったのは身体の動きを制御できなくなるがゆえです。一般的に中年期になると、動きが遅くなり、力が衰え、運動の協調性が低下するなど、運動能力の衰えに気づくようになります。

科学的には、およそ一世紀の間、これは神経学的なものであると説明されてきました。1890年代に神経学者ホッジ（Hodge）は、若者や老人の脳のニューロンの数を数えました。結論は次のようなものでした。「仕事人生が終わると、細胞はひとつずつ衰え、生きるのにかろうじて必要な細胞しか残りません」。

これは事実ではありませんが、残念なことに、この誤解は広まり、後の研究でも修正されることはありませんでした。いまだに、知名度の高い出版物だけでなく、大学の教科書や書物には、幼児期が終わると、脳にニューロンが供給されなくなり、それは死ぬまで継続するという趣旨の記載があります。そのような情報が、老化という神話を決定づけ、精神的・身体的能力が少しずつ衰えるにつれ、日々何千もの脳細胞が頭から流れ出しているという、悲しい真実とされるのです。

結局のところ、脳内の推定1000億ものニューロンを数える作業は、1890年代のホッジには不可能であり、科学的にはるかに緻密な技術が要すると判明しました。その作業は、あまりに複雑過ぎて、最新の顕微鏡やコンピューター技術でも解析することはできません。『運動器系の老化』という本には、老化と脳に関する研究の全貌がまとめられています。冒頭で、ニューロン喪失に関する調査結果についての疑問が、次のように言及されています。「この報告集を集約し一般化すると、現段階では、老化によるニューロンの喪失を一般化することはできません」[*8]。

カーシオ（Curcio）、ブエル（Buell）、コールマン（Coleman）の研究には、もっと明確に、次のように記載されています。

客観的な量的データが急速に集約されるにつれ、老化による衰えは、普遍的でも、不可避でもないとわかってきました。パフォーマンスの一部は衰えません。加齢によるニューロンの喪失は神経系の全領域で見つかったわけではありません。すべてのニューロンが萎縮するわけでも、神経伝達システム全体が衰えるわけでもありません。一部の神経学的測定では、減少は示されず、ある程度のニューロンの可塑性は、老化した神経系に残っています[*9]。

この論述のおかげで、私の見解にも信頼度が増します。

この報告書で、ラーズ・ラーソン（Lars Larsson）は「哺乳類の骨格筋の老化」というテーマを再検討しています。彼は、筋機能の老化による影響について、次の三領域、（1）脳、（2）脳から筋肉に神経活動電位を伝える運動ニューロン、（3）筋肉を検証すべきだと述べています。非常に多くの高齢者が患う運動障害の説明として、彼の結論はこうでした。

「最も重要な要因は、神経活動電位の減少であり、これは、急激に身体を使わなくなることで起こる機能障害、それと相まって起こる運動ニューロンの減少が関係しています」[*10]。

つまり、筋肉を使わなくなることで、脳の神経活動電位が減少し、その結果、運動ニューロンの減少だけでなく、筋機能障害が起こると言っているのです。したがって、そもそもの問題は、脳が、神経活動電位を伝えることができなくなることにあります。ラーソンは、私が具体的に感覚運動健忘として説明していることを、一般化して言及しています。

幸い、感覚運動健忘は修正することができます。『運動器系の老化』の3人の編集者は、このような機能の衰えを予防し、治療するための方法を三つ提案しています。（1）薬物治療、（2）行動の再訓練、（3）体力の維持です。薬物療法の可能性にはまだ研究の余地があるとしています。また、行動の再訓練は、運動スキルを学び直す方法として考えています。しかし結論はこうです。「最終的には、毎日のエクササイズを日常に取り入れることで体力を維持するのが、運動および精神機能の衰えを予防する、安価で安全な方法である」[*11]。

まとめると、私が本書で提案していることを、我々の科学分野の最高峰も指摘しています。つまり、**老化を象徴する身体的問題の多くは、むしろ使わないことで起こる機能的な問題**です。私はこれを感覚運動健忘と呼んでいます。

感覚運動健忘の影響は永久に続くものではなく、パート3で紹介するソマティック・エクササイズのような神経学に基づく体操で、予防、あるいは修正することができます。

第7章
ストレスの筋反射

ハンス・セリエは、20世紀医学の偉大な人物です。ストレス概念の形成と「適応病」というものがあるとわかったのは、セリエの何十年にも及ぶ内分泌学研究の功績です。

セリエによる汎適応症候群の発見は、おそらく医学においては、病原菌説の発見と抗菌薬の開発以来、最も重要な起点となる出来事でした。セリエの研究の稀に見る功績は、私たちが、「ソマティック」と呼ぶ分野、つまり、人間の健康や病気には、心もまた、身体と同じくらい重要であるという視点を、医学に導入したことです。

ソマティックな視点は、自身を内側からどう捉えるか、そして、そうした視点から見ると、心と身体の区別はないといったことまで多岐にわたります。内側では、「身体」自体に気づくというより、その「身体」の感覚と運動のプロセスに気づいているのです。

ハンス・セリエのソマティックな観点のおかげで、健康に関する研究領域は広がり、自身の態度や生活の仕方によってストレスの影響を減らすことができるという、自分にできることの重要性が問われるようになりました。[*1] 自己管理という点が、まさしくソマティックな観点です。

従来の医学は、健康促進のために、その人の身体に施すことができるのは何かという、外側からの視点に注目していました。セリエは、この観点を十分に受け入れつつ、一人一人の自己管理能力を組み込み、医学の領域を広めました。ソマティックな観点は医学を差し引くのではなく、むしろそこに、適応病すべてに関わる心身相関の認識を付け足すのです。セリエはこう表現しました。

人生は、大まかに言うと、我々が存在する環境への適応プロセスです。有史以前、海に生命が誕生して以来、生物とそれを取り巻く環境や生物同士の間には、持ちつ持たれつの関係がありました。健康と幸福の秘訣は、この地球上の刻々と変化する環境に適応することです。つまり、病気と不幸は、この適応という大いなるプロセスがうまくいかないということです[*2]。

しかし、この一般的な進化論以外に、

生涯に起こる、もうひとつ別のタイプの進化があります。それは、日々存在することへのストレスと緊張への適応です。途切れることない心と身体の相互作用を利用し、特に、そのメカニズムを理解し、身体の叡智に従う強い意志があれば、人は、この二つめの進化にかなりの影響を及ぼすことができます[*3]。

セリエの視点は、私の見解を見事に表現しています。実際、本書のテーマを理解するには、彼の言うストレスの定義は必要不可欠です。

「医学的な意味では、ストレスの本質は身体がどの程度疲弊しているかです」。

ストレスには、それ自体、良し悪しはなく、つまり、「何らかの要求に応えようとする一般的な身体の反応[*4]」です。生きるとは、絶え間なく続く要求に応えようと身体が反応することです。ゆえに、この途切れることのない要求に、私たちがどう反応し適応するかによって、私たちの身体が、この生きるという要求にどう向き合うかが決まるのです。

しかし、ご承知の通り、ストレスについて語ることは、生きるとはどういうことかについて語るのと同じです。つまり、私たちが日々の要求にどう反応するかは、自分次第なのです。ストレスとは、老化という自然現象の一部とも言えます。つまり、**ストレスにどう反応するかで、私たちがどう年を取るかが決まります**。セリエは、この同じ問いに答えているのです。

言い換えると、「従来、医学的に老化の影響であると考えられてきたものは、実は、身体がどれだけ疲弊しているか」ということになります。いわゆる「老化による病」は、大まかに言えば、「適応病」です。さらに言えば、「身体の叡智に従う強い意志があれば」、私たちにはこの疲弊度を変える力があるのです。

ハンス・セリエの研究は、身体全体のシステムが何らかの要求に応えようとする際、そのストレスが内分泌系に与える影響を示すことで、医学の新たな局面を切り開きました。汎適応症候群で、彼は、この反応が次の三段階、（1）警告反応期、（2）抵抗期、（3）疲憊期に分けられると述べています。

警告反応は、どのような出来事によっても起こりえます。たとえば、一睡もせずに1マイル走るとか、激しい言い争いや、映画館の暗闇から出てきて外の眩しい光に焦点を合わせるといったことです。そのシステムに何らかの要求が課され、防衛反応、たとえば、副腎への刺激が起こります。つまり、ストレッサーに抵抗するため、エピネフリンとノルエピネフリンを分泌し、身体に備わる資源を覚醒、活性化させます。通常は、これがストレス反応の限界です。しかし、抵抗期があまりに長く続き、身体の資源をどんどん消費すると、やがては資源を使い果たす段階が来ます。そうすると、倒れて動けなくなります。

セリエが30冊もの書物にまとめた汎適応症候群は、誰にでも起こる、正常なプロセスです。セリエの研究の中心は分泌系で、神経筋組織へのストレスの影響については一般論のみです。彼は、ストレスがかかると筋肉の緊張は必ず高まるということに気づき、それを低下させるためのさまざまなアイデアやリラクゼーション法を提案しました。しかし、研究のなかで、ストレスによって神経筋がどうなるのかということを、具体的に提示することはありませんでした。

ソマティック・エデュケーターとして12年間、私には、ストレスによる神経筋システムへの具体的な影響を観察する機会がたくさんありました。次の二つの章で、私が気づいたことを述べますが、これで、セリエのストレス反応の発見、特に、ストレスの生化学的側面を補うことができます。ストレス反応をより詳細に見ると、ストレスには感覚運動的側面もあり、これは、セリエが追求した生化学的側面と同じくらい重要です。

私が見出したのは、神経筋システムには、基本的に二通りのストレス反応があり、その両方が、身体の重心となる中心部に集中することです。この二つはそれぞれまったく違う反応で、セリエが「**ディストレス**（distress）」と「**ユーストレス**（eustress）」と区別するところの、まったく異なるタイプのストレスに反応します。

否定的なストレス（ディストレス）が長期間続き、神経筋が適応すると、主に、身体の前側に屈曲《くっきょく》反応が起こります。肯定的なストレス（ユーストレス）が続き、神経筋が適応すると、身体の後ろ側に活動を促す反応が起こります。**屈曲反応を赤信号反射**と考えると、もっと簡単です。**活動を促す反応は青信号反射**として考えることができます。

次の章では、赤信号反射を解説します。第9章で青信号反射、それとはまったく別のトラウマ反射については、第11章で解説します。

第8章 赤信号反射

腹筋と屈曲反応

脳の奥で起こるたったひとつの反射で、老化を思わせる変化がこれほど多く身体に起こるとは驚くべきことです。これにより、私たちは老化神話に気づき、それを克服するきっかけにもなります。「3人の子どもを育て、家事や夫の世話に明け暮れたのだから、目尻に皺《しわ》ができても当然だ」と妻は言います。「家を守り、妻を守り、3人の子どもを育てるとはどういうことか知りたければ、私の眉間の皺を見てごらん。心配するとこうなりますよ」と夫は言います。夫も妻も、古くからある反射を証言しています。

「叔母のように、首の後ろに盛り上がりができました。これはいわゆる猫背でしょうか。それに頭がいつも前に出ています。まるで老婆のようです。何とかなりませんか」。

――これも同じ脳底部の反射の現れです。

「肩を何とかして欲しいです。妻に肩が下がって前かがみになっていると言われます。もう昔みたいに胸を張ることもできません。胸が引っ込んでいます」。

――長年の屈曲反応でこうなりました。

「まだ60にもなってないのに、もう腰が曲がっています。先日、店の鏡に、杖が必要なほど腰の曲がった老人が映っていました。でも、それは自分だったのです」。

――彼が見たのは、赤信号反射の姿でした。

「私の問題は息切れです。昔は玄関の階段を上るのは苦じゃなかったのです。今は、立ち止まって、息をつかなければなりません。いったいどうしたと言うのでしょう。肺が縮んだのでしょうか」。

――これも同じ反射で、何度も繰り返すことで、それに慣れてしまうと、無意識の習慣になります。その結果だけに気づきます。

「今までずっと活動的で、昔は誰とでもよく出歩きました。でも、今は太腿が何かおかしいのです。常に痛みがあります。膝も同じです。朝起きると膝が痛みます」。

――これも屈曲反応のせいです。

神経生物学者は、何十年も、人間の反射に魅了されてきました。反射は動物界全体に起こるからです。この反射は「驚愕反応」とも言われ、危険から逃れようとするので「逃避反応」とも呼ばれています。生存のための原始反射です。中枢神経内で起こるこの反応は、通常は「巨大」神経線維を介し、神経活動電位をより速く伝導します。危険から咄嗟《とっさ》に身をかわして生き残れるよう、どんな単細胞生物の神経回路にも組み込まれた「素早い反応」です。

イソギンチャクに触ると、小さな触手がすぐに反応し、脅威となる刺激から逃れようとします。ミミズは、針で身体を突っつくと、すぐに屈曲反応を示します。ずる賢い蠅は、すぐには反応せず、蠅たたきで捕まえられそうになったら逃げます。蠅は図太い神経の持ち主です。魚は速攻で逃げ、ザリガニはテールフリップ反応を示します。

すべての哺乳類が、屈曲反応を示すことが研究で明らかになっています［図15ａと図15ｂ］。哺乳類のような複雑な動物でさえ、この反射は素早く効果的です。そして、最も複雑な哺乳類である人間の屈曲反応は驚くほど速いです。もし、女性がひとりで通りを歩いていて車のエンジンから爆発音がしたら、次のようなことが起こります。

０・０１４秒で、顎の筋肉が収縮し、０・０２秒で、目や眉間が収縮します。しかし、目をつむる前に、０・０２５秒で肩と首の筋肉（僧帽筋）は収縮の神経活動電位を受け取るので、肩が上がり、頭が前に出ます。０・０６秒で肘が曲がり、手の平が下向きになります。この下行性の神経活動電位は、次に腹筋を収縮させ、そのため胴体が前のめりになり、同時に、胸郭は下がり、息が止まります。その後すぐに、膝が曲がり内に向き、同時に、足首が内側にねじれます。脚の付け根の筋肉は硬くなり、つま先が上がります。これが赤信号反射、つまり、危険から身を引く反射です。身体は屈曲し、ほとんど転びそうになるほどかがみこみ、胎児のように丸くなります。[*1]

神経活動電位の流れは、最初は顔、次に首、それから腕と胴体へ、最後に足やつま先に伝わります。なぜこの流れは、頭部から始まるのでしょうか？ 下位脳レベルの脳幹で生じる活動電位は、一番初めに頭部の筋肉に伝わり、それから身体の下の方に向かって神経路を下行するからです。

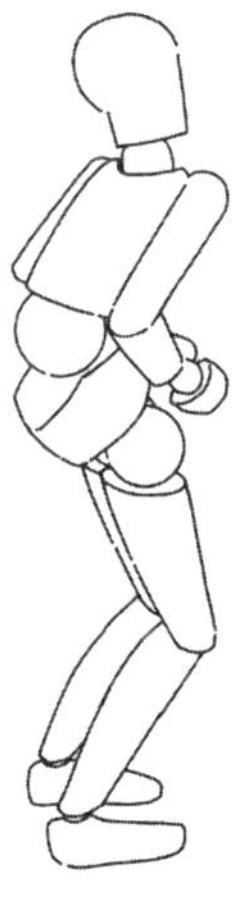

図15a
屈曲反応：側面図

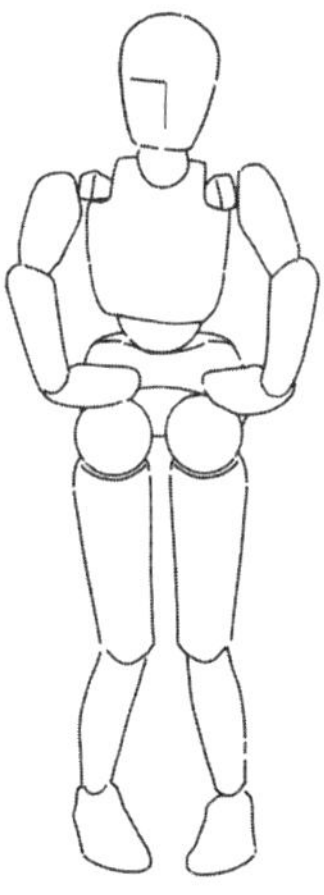

図15b
屈曲反応：前面図

人間と動物界全体に共通する屈曲反応は、菱脳《りょうのう》の原始的な領域で生じます。正確には、腹側の橋《きょう》・延髄《えんずい》網様体《もうようたい》から網様体脊髄路《もうようたいせきずいろ》を介して伝わります。[*2] したがって、この反射メカニズムは、意識的・自発的な行動を制御する前脳よりもずっと下にあります。

屈曲反応は、私たちの意識的な反応よりも本能的であるだけでなく、非常に速いです。気づいて抑制する前に生じます。この反射は本能的な防衛反応で、「まず逃げろ。考えるのは後だ」をスローガンとしています。生き残るには素早い反応が必要です。目の前に危機が迫っている時に、危険かどうかをゆっくり考えている暇はありません。

赤信号反射が頭から足へ即座に伝わると、冒頭で述べた部分が収縮します。目尻や眉間の皺、首の盛り上がりや突き出した頭、猫背や引っ込んだ胸、曲がった腰や、息切れや膝の彎曲などです。こうした身体の変化すべてが老化と関連するため、これが脳底部のたったひとつの反射で起こるというのは驚くべきことなのです。

誰もが知る屈曲反応の影響を理解すると、次の二つの重要事項、(1)ストレスがかかる時の神経筋系反応、(2)「老化」という架空の病気による身体変化の本当の原因を理解することができます。

屈曲反応による機能低下

赤信号反射は、ストレスのかかる出来事への反応です。

それは、漠然とした不安や長年の悩みから差し迫った危険に至るまで、私たちを脅かすネガティブなことであれば何に対しても起こる防衛反応です。屈曲反応は、ストレスに対して必然的に起こる神経筋反応で、セリエの汎適応症候群が、ごく自然な分泌腺反応であるのと同じです。実際、この反応の特徴は、ネガティブなストレッサーに対する防衛反応です。

たとえば、悩み事によってこの反応を起こすと、目と額が収縮し、肌には皺ができます。長い間悩み続けると、皺は取れなくなります。不安により首の筋肉が屈曲すると、頭が前に出て、首の付け根の筋肉（第7頚椎の周り）に相当な力を入れないと、頭を支えることができなくなります。このようなことが頻繁に起こると、第7頚椎周辺の筋肉と脂肪組織が肥大し、いわゆる、猫背になります。

肩についても同じことが言えます。

肩と首の背中側は、僧帽筋でつながっています。ストレスがかかり不安になると、肩が上がり、巻き肩になる反射が起こります。心配すると肩は収縮します。肩を上げずに「ああ悲しいかな！」と言うことはできません。だから心配症の人は、しばしば肩や首に慢性痛があります。若いうちに深刻な悩みがあると、若くして猫背になります。子供の猫背の程度や首の収縮具合で、どの程度不安があるかを推測することもできます。ストレスの多い10代によく見るのがこの姿勢です。

したがって、身体の変化を起こすのは、老化ではなくストレスということになります。**悩みが深ければ深いほど、長引けば長引くほど、赤信号反射は、長期に渡り影響を及ぼします。**猫背や浅い呼吸の原因は、老化ではありません。ネガティブなストレスを受けて繰り返し反応した結果です。家庭を持つこと、子育て、仕事、請求書の支払い、日々の生活の問題を解決すること、こうしたことすべてが原因で、老けたり、猫背になったり、階段を上れば息切れし、動悸がするようになるのです。

猫背は浅い呼吸と関係します。両方とも、腹筋の収縮が原因です。腹直筋は、恥骨と鼠径部の結合部から、胸の乳頭ラインまでを覆う、長く強力な筋肉です。その筋肉が収縮すると、胸郭上部は前と下に、恥骨は前と上に引っ張られます。それにより、胴体が丸く曲がって、胎児のような姿勢になります。

腹筋が収縮することで、胸郭だけでなく、腹腔全体が下がり、内臓が圧迫されます。ということは、胸郭と腹部を仕切る横隔膜が、息を吸うことで収縮し、腹腔に向かって下行し始めると、途中で息が止まってしまいます。横隔膜のポンプを押すような動きは、胸腔に真空を作り空気を吸い込むのに必要です。しかし、圧迫された内臓によってこの動きが抑制されてしまうと、真空が作られず空気を十分に取り込むことができません。

赤信号反射の筋収縮が、どのように身体的な問題を起こすのかがわかると、俗に言う「老化による病」を、別の角度から捉えることができます。このような腹筋の収縮により、呼吸が浅くなるだけでなく、別の問題も発生します。内臓にかかる圧力は、内臓の全機能に影響を及ぼします。

たとえば、膀胱《ぼうこう》に尿が溜まると内圧が上昇し、尿道が自動的に収縮し、私たちは尿意を感じます。しかし、腹筋が収縮すると、それにより膀胱が圧迫され、膀胱内圧が上がるので、尿がいっぱいになったと勘違いするのです。〝頻尿〟は、高齢者によくある病気です。これはたいがい、赤信号反射が習慣化したことによる症状です。同じく腹筋が収縮すると、消化と排泄に影響を与えます。便秘は、お腹が慢性的に収縮することで起こることがあります。

こうしたことが屈曲反応の二次的影響で起こります。

呼吸や消化器系の問題が、根本的にどのように起こるのかを知らなければ、こうした問題は、すぐに「内科的疾患」、つまり内臓疾患や機能の衰えにされてしまいます。真相は必ずしもそうとは限りません。神経筋系を制御できれば、こうした問題はなくなるかもしれないのです。

足や膝の湾曲は、高齢者によくある症状です。注意深く観察してみると、そのような高齢者は、初めから膝を曲げた状態で歩くので、真っ直ぐに伸ばした脚で体重を支える機能が働いていないとわかります。歩く時はいつも、太腿の筋肉が体重を支えなくてはならないので、その筋肉の疲労と痛みは慢性化します。さらに、膝蓋《しつがい》の下と膝関節の裏には、膝と下腿をつなぐ腱があるので、痛みと炎症が起こることもあります。関節鏡手術は、おそらく解決にはなりません。この問題を解決するには、むしろ、赤信号反射を克服し、もう一度真っ直ぐに伸ばした脚で、しっかりと身体を支えて歩けるようになることが大切なのです。

屈曲反応により身体が習慣的に収縮したことで起こる不調は、この他にもたくさんあります。こうした不調は、医学的な病気ではなく、むしろ、ハンス・セリエが「適応病」[*3]と呼んだものです。私の考えはセリエと同じです。ソマティック・エクササイズを知的に活用し、ストレスへの適応力を身に付ければ、そのような病気にはなりません。結果的に、私たちの筋肉は脳底部で起こる反射から解放され、自分の意志で制御する力を取り戻すことができるのです。

屈曲反応はどのように習慣となるか

習慣は最も単純な学習パターンです。

ひとつのことを何度も反復することで習慣となります。同じ身体の反応が何度も繰り返されれば、そのパターンは、次第に無意識のレベルで「習得」されます。習慣とは、ゆっくりと、休みなく順応する行為で、それにより、中枢神経にそのパターンが浸透していきます。屈曲反応で姿勢が歪んでいる人を見かけたら、習慣により神経系に刻み込まれた姿勢を見ているると思ってください。老人のように腰が曲がっている人は、そういう習慣がついているのです。その人の身体が「壊れた」わけでも、衰えたわけでもありません。そうではなく、それがその人の神経筋の習慣なのです。

これはとても重要なポイントです。なぜなら、その人の身体が本当に壊れているなら、杖や装具を与えることしかできません。しかし、その人の曲がった腰と、それに付随するたくさんの病気が、反復により定着してしまった悪い習慣ならば、変えることができるのです。意識的な筋肉の制御は、今は忘れていたとしても、学び直すことができるのです。

哺乳類の屈曲反応の習慣については、数多くの研究が行われてきました。人間を含め、すべての哺乳類の中枢神経系は同じなので、こうした研究で、非常に多くのことが明らかになりました。赤信号反射が人間の姿勢にどのように刻み込まれていくかは、研究結果でわかっています。

哺乳類では、驚愕反射の機能の仕方が他の動物とはまったく異なります。下等動物では、この反射は全か無か、中間はありません。しかしながら、人間や他の哺乳類では、驚愕反射の反応レベルはさまざまで、低いものから高いものまであります。この反応の振り幅は、反応中の筋肉の収縮率を測ることで、検証することも、調整することもできます。反応レベルを決める要因はたくさんありますが、どの要因も人間にとってとても重要です。
まず初めに、反応の度合いは、脳幹の上にある別の層に左右され、その層が初期反応の強さを調節します。驚愕反応に最も影響を与えるのは、**期待**（expectation）です。期待は非常に重要な要素なので、これについては、後でひとつの章を割いて解説しています。期待は、屈曲反応の勢いを、弱めることも強めることもできます。たとえば、実験動物は、何か危害を与えられるのではないかという恐怖を感じると、何も感じていない時よりも強い驚愕反応を示します。

この現象は、人間にも例外なく起こります。怖い話を聞かされている子供たちは、恐怖心が増した時に、誰かが後ろから「わっ！」と叫んだら、飛び上がって驚くことでしょう。演劇や映画監督は、不安感を演出するには聴衆を怖がらせるのが一番だとよくわかっています。十分に不安が高まった時、突如として刺激を導入すると、聴衆の筋肉は収縮します。屈曲反射でお腹が収縮し、空気を吐き出すので、誰もが、急に「きゃあ！」と声を上げるのです。

このような強い驚愕反応とは別に、人間はまた、同じ反応を低いレベルで体験することもできます。筋収縮の活動電位を測定できる感度の高い電極（筋電図ＥＭＧ）でなければ、その驚愕反応を拾うことができないほど低いレベルです。

カナダに非常に興味深い研究報告があります。ある人が絶対に失敗してはいけない難しいタスクに取り組むと、筋電図の緊張は高まり、タスクが完了すると、筋電図の緊張は通常レベルに戻りました。[*4] ある実験では、筋電図の緊張を、赤信号反射に非常に敏感な額《ひたい》の筋肉で測定しました。その被験者には同時にサスペンスストーリーを聞かせました。物語が進むにつれ、筋緊張は高まり、不安感が筋肉の緊張に結び付くことが明らかになりました。物語がクライマックスに達して危険な状況が去ると、それまでゆるやかに高まっていた緊張は急に解け、元のレベルに戻りました。

しかし、いくつか重大な例外がありました。物語が途中で中断した場合、筋緊張は数時間経過しても高いままだったのです。カナダの研究者たちは、この現象は人間の一般的な特性、つまり、絶対に失敗できないタスクを遂行することで高まった緊張は、達成感がなければ、終了後も元に戻ることはないということを発見したのです。このコンセプトが微妙な場合もあります。タスク終了時に、被験者がその出来を実験者に褒められれば、筋緊張は下がります。しかし、批判されると、筋緊張はそのまま残ります。これは「残留応力」[*5] と呼ばれるものです。

カナダの研究結果から、人間の神経系は、屈曲反応によって起こる強い筋緊張に適応することができるとわかります。不安と恐怖が先に存在すれば、いとも簡単に驚愕反応が起こることも明らかです。カナダのある実験で、不安の強い患者と普通の人で、突然の大きな物音に対する驚愕反応を比較しました。実験前から、筋電図には、落ち着いている対照群よりも、不安の強い患者の筋肉の方が収縮していると示されていました。突然物音がした時、両群の直後の反応には、それほど大きな違いはありませんでした。両群の違いは、後ではっきりしました。普通の人の筋肉は、最初に突然音がすると、0・5秒で元の状態に戻りました。不安の強い人の筋緊張は高いままだっただけでなく、実験後も上昇し続けたのです。[*6]

残念なことに、「高度に進化した社会」に生きるということは、ストレスに満ちた社会に生きるということです。現代社会では、不安と引き換えにお金をもらっているようなものです。誰もが終わりのないサスペンスストーリーを生きています。誰もが、次々と襲いかかる恐怖と共に生きています。誰もが不安でいっぱいです。生活、家族、財政保障、地域内の居場所、家内安全、町の安全、国家の安全、人類の安全への不安です。さらに、仕事、顧客、銀行、ローン、税金、新聞、テレビのニュース番組が、この不安を増大させ、生活するだけで不安は幾重にも重なり、顎、目、眉、首、肩、腕、胸、腹、足の筋緊張レベルは習慣となり、これまでにないほど高まるのです。

これと同じ腹筋の収縮が、他に二つの問題を生み出します。生理学だけでなく心理学的な問題でもあるインポテンスと痔の問題です。腹筋の慢性的な収縮は、胸壁を脚の付け根と恥骨まで下げるだけでなく、恥骨と尾骨の間、骨盤の底面にあるすべての筋肉、いわゆる会陰や「股布」と呼ばれる骨盤底筋群を緊張させます。赤信号反射の収縮の相乗作用で、会陰の筋肉は収縮します。また、腹腔内圧による収縮により、尿道口と肛門の括約筋が反射的に収縮します。ペニスやクリトリスに通じる血管周辺が慢性的に硬くなることで、血流と神経伝達が遮られ、勃起できなくなります。

インポテンスは、腹部と会陰部が、慢性的に収縮している人によく起こります。そういう人は、不安感で呼吸が浅いはずです。問題は、典型的な心理的問題かもしれませんし、そうでないかもしれません。制御できなくなった反射的な筋肉の問題かもしれないのです。慢性的なインポテンスの根底には感覚運動健忘があり、一般的に高齢者に多く見られる症状です。しかし、それは習慣であり、「老化」により退化したわけではありません。そして、習慣は変えられるのです。

腹部 - 会陰間の慢性的な収縮は肛門を収縮させるので、その緊張は途切れることなく、排便中も弛緩することはありません。これは、肛門の括約筋をとてつもなく圧迫し、血管を傷つけ、痔になります。「トイレで踏ん張らないように」という医学的なアドバイスは妥当ではありますが、役には立ちません。腹部の内臓に大きな圧をかけないと、便を出すことができないからです。

解決する方法は明らかです。肛門／会陰部の収縮を緩めること、つまり、赤信号反射を止めることです。反射の一部だけを取り除くのではなく、根こそぎ断たなくてはなりません。肛門を切って、伸ばして、化学的に治療しても、問題の解決にはなりません。なぜなら、問題は機能であり、構造ではないからです。肛門が収縮するから痔になるのではなく、むしろ、それは赤信号反射の影響です。赤信号反射の制御を止めることで、肛門の収縮が和らぐだけでなく、性的能力が高まり、呼吸は深まり、胸壁が上がり、心機能が高まるなど、他にもたくさんの効果があります。

屈曲反応による呼吸と心機能への影響

先ほども述べましたが、ストレスの影響については相当の研究が行われてきましたが、神経筋系の役割については着目されていませんでした。

屈曲反応は、ネガティブなストレスに対する筋反応で、この反応の決定的な特徴は、呼吸の抑制です。心臓病は、現代社会の重大疾病です。ですから、ストレスと心機能の研究で、呼吸がほとんど注目されないのは信じ難いことです。[*7] 呼吸は重要ではなく、研究価値もないと見なされています。肺も心臓と同じく重要な臓器なので、これは非常に残念なことです。

右心房に入る静脈血は、肺で炭酸ガスを濾過し、酸素を受け取ってから、左心房に入ります。心臓の右側と左側は肺血管を介してつながっています。呼吸の心機能への影響は明らかであり、咳やため息や息切れ、息を呑むことなどは、すぐに心臓の活動に影響します。しかし、科学的研究はこうした影響には注目していません。あえて理由を探すとすれば、研究者らは、ストレスと神経筋の関係について気づいていないのではないでしょうか。もちろん、セリエやそれ以降の研究者らがわかっていれば、当然ながら、もっと注目されていたはずです。

赤信号反射のない人の腹筋は、比較的よく動きます。息を吸うと、お腹が前や横に膨らみ、横隔膜呼吸ができます。このような深い呼吸が心機能に与える効果には、次のようなものがあります。

1 **心拍数の減少**
2 **心拍出量の減少**
3 **末梢収縮期血圧の低下**
4 **副交感神経系機能による心血管系の調節**
5 **呼吸性洞性不整脈《こきゅうせいどうせいふせいみゃく》による心拍の調節**[*8]

5番は、よく知られている心機能における呼吸の効果です。呼吸性洞性不整脈とは、心拍数が呼吸相によって変動することを言います。心拍は吸気で速くなり、呼気で遅くなります。この変動があることで、自律神経系の副交感神経が、ストレスのある、闘争逃走反応を司る交感神経より優位であることがわかります。この上下のリズムを伴う呼吸数は1分間に6呼吸周期の範囲内になります。

上記の5項目は、ストレスのない心血管機能の特徴であり、通常、横隔膜呼吸が抑制されなければ高まります。呼吸性洞性不整脈は、血圧の上昇と下降や血流が変化することで静脈壁を柔らかくする効果があり、それにより血流がよくなります。

呼吸性洞性不整脈は、心臓が健康であることのサインです。つまり、この現象がなければ、臨床的に心疾患の可能性が高いことになります。病気の時は、呼吸性洞性不整脈はないと言われています。さらに、こうした呼吸と心機能の関わりは、加齢と共になくなっていくと言われています。

そうするとどうなるのでしょうか？　心拍変動がなくなります。その他には何が起こるのでしょうか？　呼吸はますます速くなります。精神生理学的にはどのような状態なのでしょうか。ストレスと、呼吸が浅いことが関係します。呼吸は屈曲反応で腹筋が硬くなると浅くなります。この反応が何度も繰り返され、加齢と共にその習慣化した影響が積み重なると、呼吸はますます浅く、速くなります。いわゆる過呼吸です。

ミネアポリスにあるセント・ポール病院のＣＣＵ（冠動脈疾患集中治療室）では、心臓発作を起こした患者１５３名にある調査が実施されました。[*9]患者が横隔膜呼吸か、胸呼吸かを調べたのです。彼らの腹筋は硬く、呼吸の浅い人にみられる呼吸困難を起こしていました。調査結果は歴然としていました。１５３人の患者全員が胸呼吸でした！

過呼吸は、喚起反応が高まる呼吸パターンです。胸痛や動悸、動脈狭窄による貧血の発生率を高めます。過呼吸は、冠状動脈性心疾患のリスクの高い人たちの中でも、特にタイプＡの行動パターンを持つ人に多く見られます。[*10]また、原因不明の「突発性」高血圧と直に関係があります。高血圧と診断される患者のうち、80～95パーセントは腎臓障害などの原因不明の病気を患っています。[*11]

しかしながら、過呼吸の原因には、まだ認知されていない、これまで検証もされていないものがあります。赤信号反射です。現代社会に蔓延し、習慣化すると、過呼吸を引き起こす浅い胸呼吸の原因になります。過呼吸は心臓に次のような影響を及ぼします。

1　心拍数の増加
2　心拍出量の増加
3　呼吸性洞性不整脈の抑制と、心拍変動の消失
4　心機能の副交感神経の抑制と交感神経機能の亢進
5　脳血管と皮膚血管の収縮と、二酸化炭素動脈圧の低下とペーハーの変動

この問題を徹底的に調査したのが、医学研究者のディファー（Defares）とグロスマン（Grossman）です。彼らは科学文献の概要欄でこの重要なテーマに触れ、次のようにまとめています。

我々の分析によれば、タイプAの人たちのリスクを減らす方法があります。呼吸数を減らし深呼吸を増やす呼吸法は、治療的効果があります……比較的安定した方法で呼吸を変えることができます。この類の療法は、精神疾患と冠動脈疾患のリスクを同時に減らすことができます。[*12]

ソマティック・エクササイズは赤信号反射の影響を解消できるように考えられており、まさに「この類の療法」と言えます。ソマティック・エクササイズにより、私たちは不安を解消し、再び健康的に呼吸することができるようになります。

第9章
青信号反射

背筋とアクション反応

「人は無意識に何かをしている」と知ると皆びっくりします。大人は皆、自分の行動くらいわかっていると思い込んでいるからです。

自分のしていることがわからないのは、役立たずの無責任な人間のすることだと思っています。それでも、無意識の行動は、人生に重大な影響を及ぼします。そのひとつは、ご存じの通り、不安でお腹や肩や首を引っ込める屈曲反応、つまり赤信号反射です。そしてもうひとつ、絶えず起こっている反応があります。ただし今度は、退くのではなく、行動を起こす時に活性化する青信号反射です。

青信号反射は、現代社会ではほとんど必須です。なぜなら、産業経済を活性化させるために、この反射は、すべての人に絶えず起こっているからです。アラーム、カレンダー、コーヒー、ノルマ、売り上げ、締め切りは現代社会になくてはならないものであり、そのひとつひとつが刺激となり、この反射は深く身体に刻み込まれていきます。

私たちの社会では、成人の80パーセントが腰痛に悩んでいます。明らかに、テクノロジーの進化の陰には腰痛の進行があります。皮肉にも、現代テクノロジーが進化した社会では、背中を酷使する肉体労働から逃れると共に、身体的苦痛からも逃れられるはずでした。さらに皮肉なことに、現代医学の進歩で寿命は遺伝子の限界まで延びましたが、頭、首、肩、背中、お尻の慢性痛のまん延に関しては、取り組みどころか、理解すらされていません。

医療リハビリテーションの著名な専門家カリエ（Rene Caillet）は、「腰痛は依然として現代の謎であり、医療専門家たちの悩みの種である」[*1]と述べています。腰痛は、最もよくある受診理由の一つです。労働者が多用する欠勤理由でもあります。[*2]かなりの金額（何十億ドル）が、保険や薬、医療サービスに費やされています。

なぜ、これほど辛く、広く社会に蔓延し、社会的弊害もあり、コストもかかるものが、ほとんど理解されず、うまく対処されないのでしょうか。なぜ、腰痛の研究者や医者までが、同じ痛みに見舞われるのでしょうか。医学的に解明できない謎として、腰痛は混乱の原因です。

その答えは、冒頭で触れたことに関係があります。**私たちは自分たちの人生に重大な影響を及ぼす行為を絶えずしているのに、そのことにまったく気づいていません**。無意識のうちに身体に起こっていることに気づいていないからです。それなのに、私たち、そしてビジネスリーダーやソーシャルプランナーや医療研究者たちも、自分たちが無意識に苦痛を生み出していると知ると驚くのです。自分で生み出している苦痛に気づかないでいるのは役立たずで、無責任の証のように見えるかもしれませんが、この問題は、それよりももっと奥が深いのです。

この問題はまだ解明されていません。未だに理解すらされていません。この問題の答えは、いわゆる意識の奥深く、正確には、随意運動を司る大脳皮質の意識的な制御の下に隠されているためわからなかったのです。それは、脳底部の反射の中に隠されていて、あまりに当たり前過ぎて、無意識で、人間じみているため、目にも見えず、まるで空気のように存在しています。そして、それは非常に特殊な反射です。私たちに行動の準備をさせます。しかも、私たちは、定時のプログラムやスケジュール通りの行動を必要とする世界に住んでいるので、この反射は、身体機能の一部として習慣になるまで、休むことなく作動し続けます。

腰の疾患には反射的な性質があることを理解しなければ、これほど多くの人が患う腰痛を科学的に解明することはできません。カリエの論評に次のようなものがあります。

腰の疾患にはスタンダードな基準がないため、長い間解明されていません。明確な説明や共通の理解がない場合、〝症候群〟という用語が専門用語として使われます。ゆえに腰痛は、いつまでも原因不明の症状のままなのです。メカニズムが特定されず、文献には多数の用語が氾濫しているため、治療も多岐にわたります。仙腸《せんちょう》関節痛、腰痛不安定症、腰椎椎間板《ようついついかんばん》症、椎間関節症候群、変形性腰椎症、腸腰靱帯《ちょうようじんたい》の挫傷《ざしょう》、腰方形筋《ようほうけいきん》痛、筋膜炎、脊椎管狭窄症《せきついかんきょうさくしょう》、退行性椎間板変性症、広背筋症候群、経椎間孔《けいついかんこう》異常、多裂筋《たれつきん》三角症候群など、多くの症候群が蔓延しています。

各診断の評価と治療もさまざまです。治療には、硬膜外《こうまくがい》注射、矯正、神経根切断術、電気焼灼《しょうしゃく》術、化学療法、関節注射などがあり、さらに、休息、姿勢矯正、牽引、薬、体操など、昔ながらのスタンダードなものもあります[*3]。

要するに、医学的混乱により、手当たり次第となっているのです。

国民の大多数に影響を及ぼす健康問題であるにもかかわらず、そのような混乱が露呈すると、保健医療当局はその問題について釈明しようとして混乱はさらに深まります。長い間、医療業界は、腰の疾患は仕方ないことで予防すらできないという神話を支持してきました。

このように広く受け入れられてしまった不条理で非科学的な考えを、レオン・ルート（Leon

Root）医学博士は、悲しくも次のようにまとめています。「間違いなく言えるのは、人間が四つ足から二足歩行へ進化したこと、そして、それに伴い背骨の構造が変化したことが、人類に腰痛が広まった理由である」[*4]。

ルート博士は、論争も恐れずに、このような非論理的なことを公言しています。突然変異や自然淘汰、そして人類が垂直歩行に進化したことで得た利点についてすべて承知しているにもかかわらず、このようなことを公言するとは、人は混乱に陥ると、少なくとも問題を何かのせいにしないと気が済まないのかもしれません。神が間違って創造したとか、進化の過程で間違ってそうなったと言わないだけまだましなのかもしれません。

人間の脊椎は、素晴らしい構造をしています。最小限のエネルギーで、最大限に動けるよう、重心はできるだけ高く設計されています。さらに、背骨が垂直になることで人間は歩くことが可能になり、人間特有の手と脳が進化しました。

腰の疾患に関する神話は、老化神話と同じように誤解によるものだということがよくわかります。つまり、なぜか「避けられない」構造上の故障が起こります。どちらの神話も真実ではありません。**腰の病気が蔓延する原因は、背中の構造ではなく、機能の故障**です。これは重要なポイントです。構造が壊れても元には戻りませんが、機能の故障は元に戻るだけでなく、改善もするのです。

ランドー反射と大人としての責任

人生の一年目は冒険の始まりです。背中の筋肉を発見する冒険です。この冒険の最も感動的な瞬間は、青信号反射の発見です。青信号反射が行動を呼び覚ますと、小さな人間は、空間を前に進もうとする身体感覚で興奮します。この身体感覚と、それに続く発見の喜びは生涯続きます。

生まれたての赤ちゃんは無力で、ぬいぐるみのように、母親の体にぴったりくっつき、身体を屈曲させることしかできません。頭を上げたり、背中を反らしたり、お座りすることはできません。背中の筋肉が動かないからです。初めの何週間かは、人間の赤ちゃんは一面的です。体の前側の筋肉は非常に活性化していますが、背中の筋肉はほとんど動かず、まだ眠っているかのようです。

しかし、まもなくして3か月までに、赤ちゃんは驚くようなことをします。その小さな体で、大きな頭を上げようとするのです。まるで、それがこの世で一番大切なことであるかのように！　うつ伏せの状態の赤ちゃんが頭を上げるのですから、顔は垂直になり、口は水平になります。これにより、赤ちゃんは二つの素晴らしいことを学びます。頭を動かすことによる**平衡感覚**と目から情報を取り込むことによる**水平感覚**です。これらは人間にとって重要です。小さな頭を上げ、バランスを取ろうとする時、赤ちゃんは立って歩くために最初に必要な要素を学んでいるのです。遺伝子にプログラムされたこれらの機能は、その後、ものすごい勢いで発達します。

頭を上げ、バランスを取る方法を発見すると、もっと冒険がしたくなります。赤ちゃんは、今や首の後ろの筋肉を収縮させることができますが、身体の後ろ側の首から下の筋肉を使うことはできません。せわしなく動くうちに、さまざまな遺伝的特徴が出現し、5か月経つ頃には、あることを達成します。赤ちゃんは背中を反らし始めるのです。しかも、それだけではありません。同時にその赤ちゃんは腕と足を伸ばしたり、上げたりするようになるのです。

5か月から6か月の時期に、新しい重力反応が始まります。ランドー反射です〔図16a参照〕。赤ちゃんの腹部を片手で抱えて持ち上げると、頭が上がるだけでなく、初めて、背中が反り、足が伸展します。立って歩くのに必要な筋肉が動き出します。これがランドー反射です。乳児の重要な発達段階です。6か月でこの反応がみられなければ〔図16b参照〕、脳性麻痺など、何か深刻な問題の可能性があります。発達に問題がなければ、6か月後から、人間の赤ちゃんは、頭を上げ、腕と足を動かしながら、腹ばいになって泳ぐような動きをすることができます。これができるのは、腰の強力な筋肉を反らすことができるようになったからです。

ランドー反射が起こると、赤ちゃんは、泳ぐことよりも、もっと素晴らしいことができるようになります。赤ちゃんは、背中を反らせ、膝を伸ばして床を押し、頭を前に出すことができるようになります。つまり、もう移動することができるのです！　これで青信号反射を完全制覇したことになります。この時点までは、赤ちゃんは植木鉢に根の生えた植物と同じです。しかし、今や駆け出しの人間がゴールに向かって進むことができるだけでなく、せっせと背中の筋肉を動かし足を伸ばしながら、ゴールを選ぶことだってできるのです。

腰の筋肉が収縮することで、ランドー反射が起こります。骨盤後部から脊椎につながる腰の筋肉が収縮すると、赤ちゃんは二つの身体感覚を同時に体験します。上に向かう感覚と、前に進む感覚です。これは素晴らしい感覚です。しかし、首、肩、お尻、膝の筋肉を同時に緊張させることで、腰の収縮は強まります。これもまた、ランドー

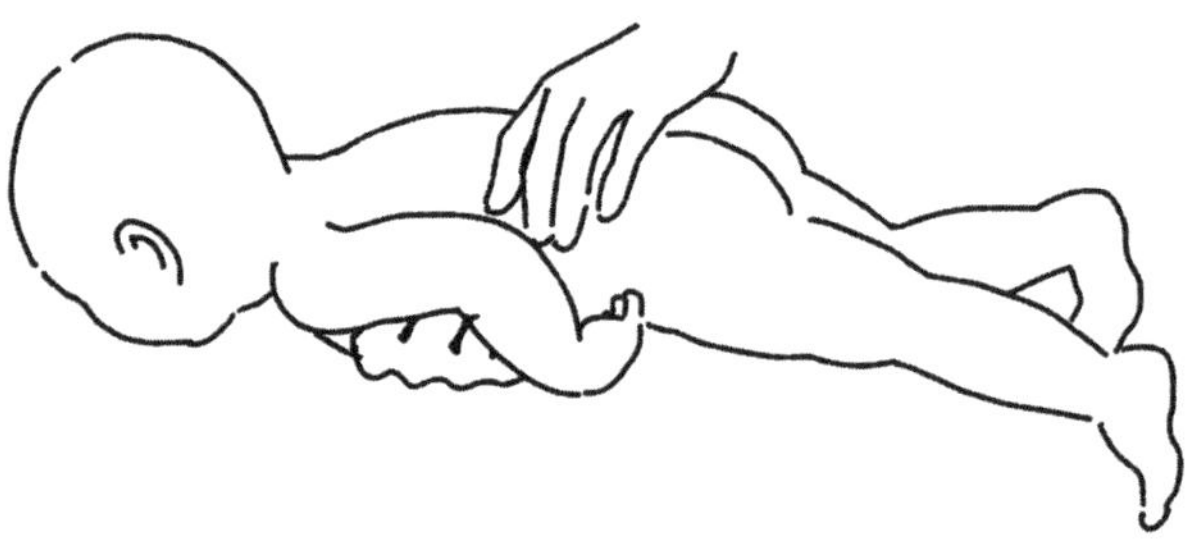

図16a
ランドー反射

反射の一部で、立って歩く時に、体を垂直に動かすためにはなくてはならないものです。

青信号反射は、筋活動と適応機能のいずれにおいても、赤信号反射の反対です。赤信号反射では屈筋が収縮し、身体は前に丸まります。青信号反射では伸筋が収縮し、赤信号反射とは反対に背中が反ります。赤信号反射の適応機能は防衛的で、身を退けます。青信号反射は能動的で、その機能はアクションであり、それもまた適応に関連します。一方は止まれで、もう一方は進めです。そのようにして、両者はバランスを取り合っており、どちらも生き延びるために必要です。どちらも私たちの健康になくてはならないものです。

どちらの反射が活性化しても、エネル

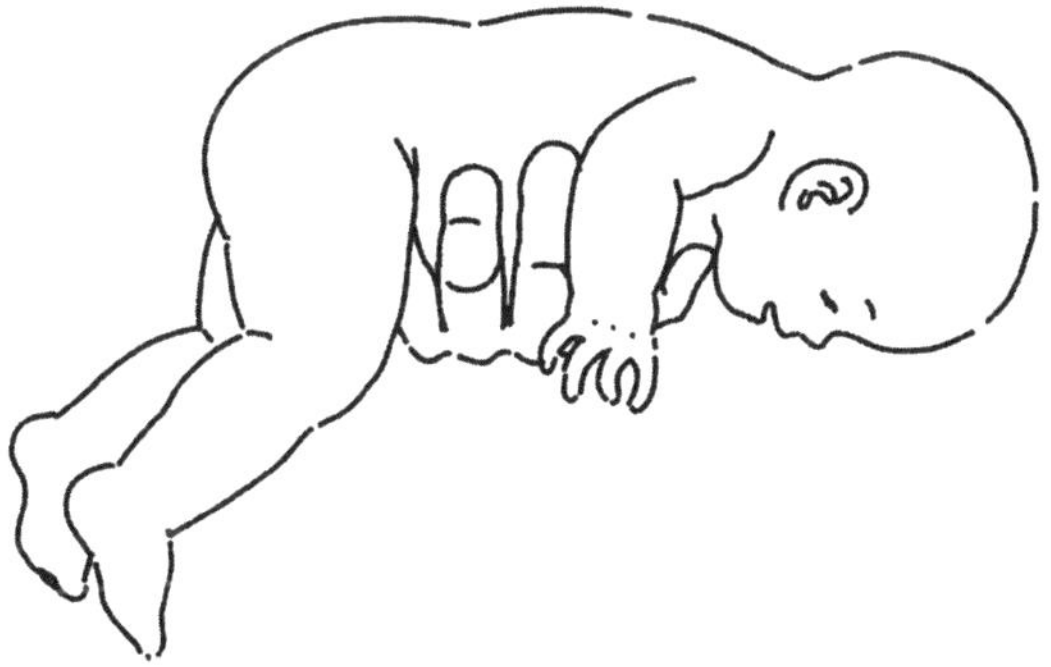

図 16b
ランドー反射の欠如

ギーを使います。セリエの言葉を思い出すと、ストレスは悪いことだけでなく、良いことにも反応するので、どちらもストレスがかかっていると言えます。赤信号反射はネガティブなストレスがかかっているとすれば、青信号反射はポジティブな、セリエ曰く、ユーストレスがかかっていると言えます。したがって、その反応は、ある種、ポジティブなエネルギー消費となります。

6か月目から、ランドー反射はますます強まります。まもなくして、赤ちゃんはうつ伏せになったり寝がえりを打つことができるようになります。女の子なら8か月でお座りしてバランスをとることができ、すでに立つこともできるようになっています。9か月で、腹ばいで動くようになり、それからすぐに、ハイハイするようになります。10か月までには、方向転換したり、回ったり、家具につかまって歩くことができるようになります。そうなるとすぐに、走りたがります！　世界は急に広がり、人生初のスリリングな第一歩から、探求と発見に満ちた冒険が始まります。

乳児から幼児期、思春期から青年期にかけて、人間は非常に活動的です。アクション反応が何度も繰り返し刺激され、若者は世界に羽ばたいていきます。腰を中心とする青信号反射は、無意識のうちに準備され、あらゆるポジティブな活動に備えます。子供たちは好奇心に満ちています。彼らの活動は、臨機応変でいつも楽しくて仕方ありません。

しかし、成長するにつれ、行動には別の側面、つまり責任が伴うことを知るようになります。彼らにも「すべきこと」があると学びます。宿題をしなくてはいけません。お手伝いをしなくてはなりません。お風呂に入り、学校へ行かなければなりません。自らやりたいと思わないことを、たくさんやらなくてはなりません。彼らは大人になるとはどういうことかを学び始めるのです。

大人になれば誰でも必ず、生計を立て、自力で生きていかなくてはなりません。青信号反射は刺激され続けますが、わくわくする感覚はあっという間に消えていきます。背中の筋肉は完璧に使いこなされ、生きていくうえでの責任によってますます活性化します。責任が重ければ重いほど、背中の筋肉は刺激されるのです。

年を取ることのストレスは、人生の早期、通常は思春期に始まるということを知っておくべきです。大人の持つ役割は文化によって違います。つまり、文化によっては、よりストレスがかかります。20世紀の近代化社会では、大人は非常にストレスを感じています。時計、カレンダー、ノルマ、売り上げ注文、無数のコーヒーカップ、すべて大人の役割です。その結果、相当のストレスが生じています。その具体的な影響として、背中の筋肉が習慣的に収縮するのです。

私たちの社会では、早くから「老い」が始まります。

技術の進歩により寿命は延びましたが、心は休まることなく、疲弊しながら、その長い人生を生き続けなくてはならないのです。現代社会には、休みなく刺激される青信号反射というエネルギーが注がれています。この繰り返しで、青信号反射による筋肉の収縮が持続し、習慣になるのは当然です。このアクション反応が定着すれば、しまいには気づかなくなります。それは無意識になり、自動化します。これが感覚運動健忘《センサリーモーターアムネジア》です。そうなると青信号反射をコントロールすることはできなくなります。私たちが感じるのは、疲労と痛みと苦痛です。特に、後頭部や首や肩、背中上部や腰やお尻の辺りに感じるようになります。

第10章

神経筋が受ける二重のストレス

――老人姿勢と「ダークバイス（無意識の万力）」

ストレスにより生じる筋反射を吟味すると、大切なことが見えてきます。ストレスによる反射には2種類あるということです。両者とも、年を取るとよく起こる生理的な不調の原因になります。

赤信号反射と青信号反射［図17と図18を参照］は、人間には必要不可欠な適応反射として、中枢神経に深く刻み込まれています。この二つの反射の性質を正しく理解することで、ハンス・セリエが明らかにしたストレス反応をより深く理解することができます。それを理解することで、私たちの健康や幸せには、人生何年生きているかという量よりも、どのような人生なのかという質の方が、はるかに大切であることの理由がわかります。

この二つの適応反射は、種や個体として生き延びるために必要不可欠です。どちらも、危機から身を守り、チャンスをつかみ生き延びるために必要です。どちらも、食べ物や空気と同じく私たちの人生になくてはならないものです。

年を取るにつれよく起こる問題は、屈曲反応とアクション反応の影響です。この二つの筋反射は正反対で、防衛と活動という、機能的には対立する役割を担うので、反対方向に引き合います。これは、完全にソマティックな反応です。つまり、全身の筋肉だけでなく、ネガティブな防衛とポジティブな行動の根源となる中枢神経全体が関係します。客観的には筋肉の動きしか見えませんが、主観的にはそれ以上のことが起こっています。この筋肉の動きには、特定の感情や感覚が伴っています。

正反対の反射のどちらか一方でも起こると、全身の筋肉が影響を受けます。ほぼすべての筋肉には拮抗筋《きっこう》があります。作動筋には拮抗筋があるので、たとえば、腕を曲げて二頭筋を収縮させると、その拮抗筋である三頭筋は、自動的にリラックスします。このように、赤信号反射で、身体の前側半分の筋肉が収縮すると、その拮抗筋である、後ろ側半分がリラックスして伸びます。これは、全身の筋肉、つまり、すべての作動筋と拮抗筋が、同時に働くからです。

しかし、この作動筋と拮抗筋の理想的なシーソーバランスは、年を取るにつれ機能しなく

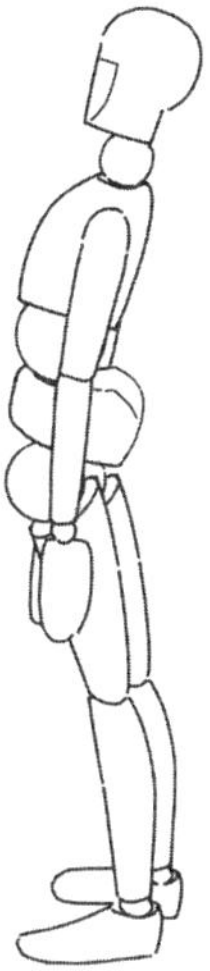

図 18
青信号反射

青信号反射には頭からつま先まで次のような動きが含まれる：目、顎、顔が開く、首を後ろに引く、肩が下がる、肘が伸びる、手が開く、胸が上がる、腹筋が伸びる、横隔膜がリラックスして呼吸が楽になる、肛門と尿道口の括約筋が弛緩する、大殿筋が収縮し膝が伸展する、中殿筋が収縮し大腿部が外旋する（外股）、大腿部の外転、膝を真っ直ぐにする大腿部の伸筋が収縮し過伸展する、足部の伸展と回内。この全ての動きから生まれる感覚フィードバックが、青信号反射の主観的感情、頑張りになる。

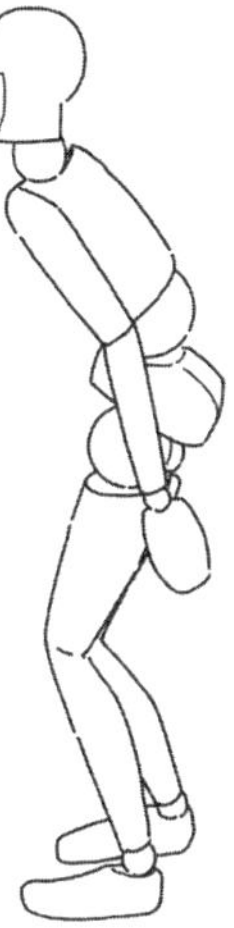

図 17
赤信号反射

赤信号反射には頭からつま先まで次のうな動きが含まれる：目を閉じる、顎と顔に力が入る、首が突き出す、肩が上がる、肘が曲がる、こぶしを握る、胸が引っ込む、腹筋が硬くなる、横隔膜が収縮し息が止まる、会陰が収縮する（肛門と尿道口の括約筋を含む）、小殿筋が収縮し大腿部が内旋する（内股）、大腿部の内転、ハムストリングが収縮し膝が曲がる、足部の屈曲と回外（足裏が上がり内を向く）。この全ての動きから生まれる感覚フィードバックが、赤信号反射の主観的感情、怖れとなる。

なります。若者が成熟する過程で、命にかかわる状況や、身を奮い立たせる状況が、何度も繰り返し赤信号や青信号反射を刺激します。この繰り返しが重なると、それぞれの反射が徐々に習慣になります。初めはほんの少しずつですが、頻度や激しさが増すうちに、収縮していることが普通になります。赤信号反射と青信号反射は少しずつ妨害し合うようになります。一方が部分的に収縮していると、もう一方は十分に収縮することができません。

これが、神経筋ストレスの重なりで、慢性的に正反対の方向に筋肉が収縮するので動けなくなってしまいます。

図19cの老人姿勢は、二つの対立する反射の組み合わせです［図19a＆図19b］。これは老人によくみられる姿勢で、二種類の反射が、互いに譲歩し合って習慣となるのがはっきりわかります。青信号反射により背骨の筋肉が強く収縮し、腰や首は反り返ります。しかし、赤信号反射によりお腹や肩も同じくらい強く収縮するので、胴体全体が前に傾き、背中や肩は丸まり、頭は前に突き出ます。

三つの姿勢はすべて極端な例なので、はっきりと見て取れます。しかし実際には、人間の体は千差万別なので、この姿勢はいくつもの組み合わせからなります。赤信号反射が優位の時は、かなり前かがみの老人姿勢になります。青信号反射が優位ならば、腰や胸郭や首の反りが目立ちます。

どのような組み合わせであっても、2種類の反射が争うことで、身体は次第に老人姿勢に

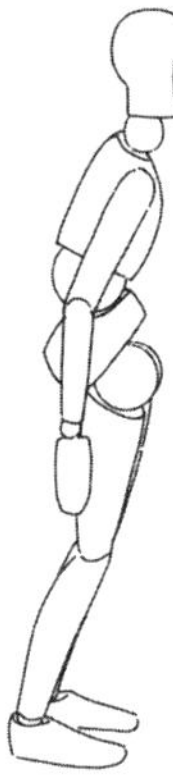

図 19c
老人姿勢

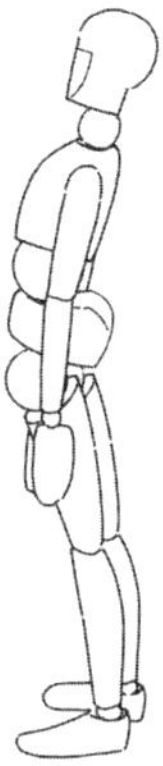

図 19b
青信号反射

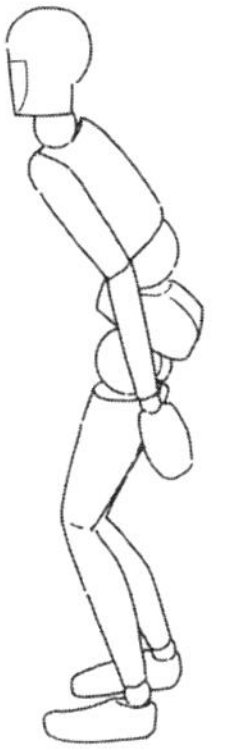

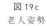

図 19a
赤信号反射

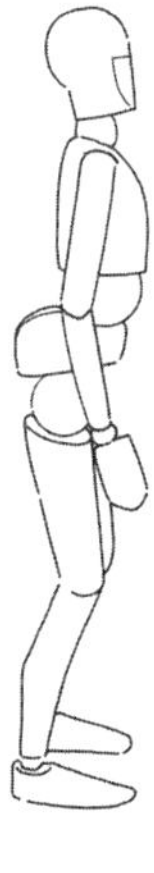

図 20b
青信号反射が優位な老人姿勢

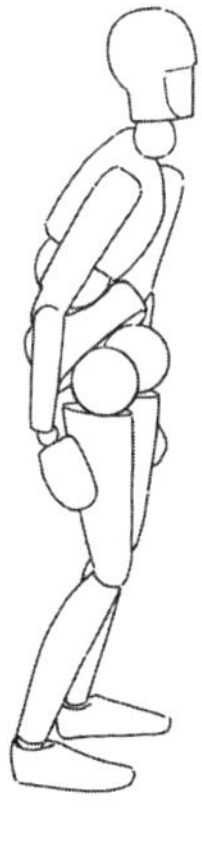

図 20a
赤信号反射が優位な老人姿勢

歪んでいきます。こうしたことは加齢と共によく起こることですが、神経筋が受けるストレスへの反応が重なると、次のような症状の原因となります。

1　動きが硬くなり可動域が減少する

赤信号反射と青信号反射に挟まれると、骨はその筋肉に締め付けられます。先ほど言ったように、この2種類の反射を起こすのは、身体の重心となる筋肉です。この筋肉は、骨盤と股関節を胴体に引き寄せると同時に、胴体と肩帯《けんたい》を骨盤側に引き下げるので、動き全体が制限されます。骨盤や胴体は回らなくなります。歩行の動きも自動的に制限されることになります。骨盤が動かなくなり、骨盤とは対側の動きをする腕も動かなくなります。右腕と左足が前に出ずに、右腕と右足が一緒に前に出るようになります〔図21a〕。胴体が硬くなり、ひとつの塊のようになります〔図21b〕。

上半身の腕と骨盤から下の脚の動きが同じように制限されると、首も動かなくなります。老人姿勢が進行すると、たとえば、首が後ろに回らなくなり、車を駐車する時に後ろを向くことができなくなります。肩帯が下に引っ張られるので、腕を伸ばしたり回したりできなくなります。女性なら、ブラジャーをつけるのが大変になりますし、ゴルファーなら、フルスウィングができなくなります。膝を回旋する際、内側に曲げたり外側に曲げたりすることが難しくなります。ダンスができなくなります。バランスを保つのが難しくなり、転倒の恐れもあります。それにより、慎重になり、動きが硬くなります。

2　慢性痛

筋肉が慢性的に収縮すると、その筋肉に慢性痛が起こります。痛みや疼痛が発生します。青信号反射でランドー反射が刺激されるので、腰や骨盤周辺の筋肉が、ストレスの度合いにより、なんとなく痛かったり、ズキズキと痛むこともあります。さらには、肩と股関節が動かしにくくなるので、いつも習慣としている行動によっても、さまざまな不調が起こります。たとえば、タイピストは肩と首が痛くなります。郵便局員はお尻や腰が痛くなります。老人姿勢がかなり進行し、身体の中心部が完全に硬くなると、手足が痛み始めます。たとえば、肘や

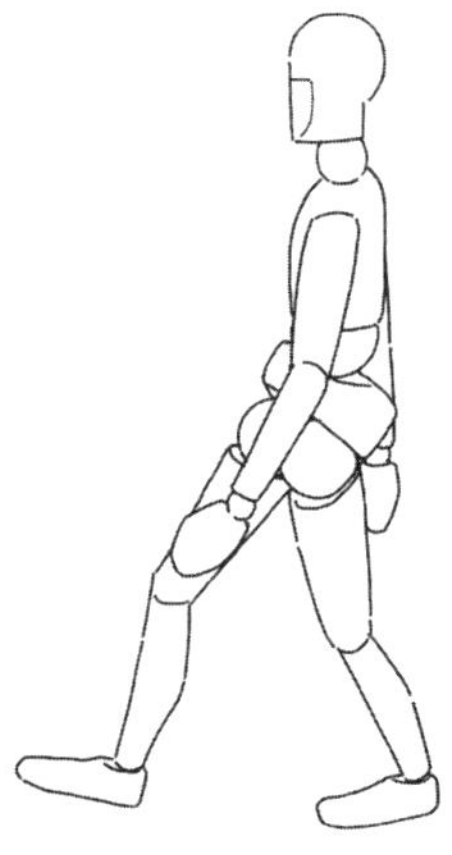

図 21a
対側で腕を振る歩行

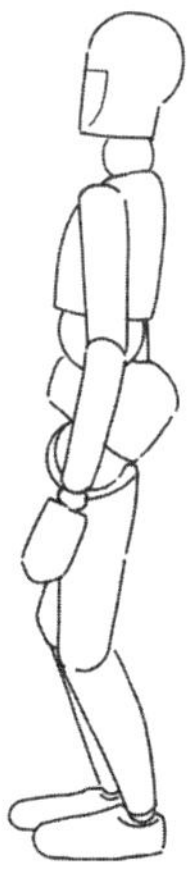

図 21b
硬い体幹の歩行

手、膝や足が痛くなり、関節炎、圧迫性神経痛、手根管症候群などと診断されます。

3 慢性疲労

二つの反射で筋肉の収縮が重なると、その身体の筋組織すべてが同時に活性化するので、結果として、相当なエネルギーを消耗します。高齢者に最もよくある訴えは、慢性疲労です。「もっと元気がでるようにしてくれませんか?」という願いを、私は何百回も聞いてきました。しかし、こういう人たちは元気がないわけではありません。問題は、不随意に、そして無意識に、相当なエネルギーを休みなく消耗していることなのです。この慢性的な収縮は、横になっている時や睡眠中でさえ、弱まることなく継続します。朝起きると筋肉が痛むだけでなく、疲労すら感じます。人によっては、あまりに疲れ過ぎて、起きてから1、2時間は休まないといけないほどです。

疲労ではなく、弱さを感じることもあります。高齢者の患者の筋肉は「弱くなる」という医学的な報告書を時々見かけます。これはほとんどの場合、間違っています。あえて患部の筋肉を触ってみれば、その筋肉は、強く不随意に収縮し、硬くなっているのがわかるはずです。実際には、筋肉は弱いのでなく、常に収縮することで力が入っています。筋肉は慢性的に常に引っ張られ、非常に大きく強くなります。

4　慢性的に浅い呼吸

屈曲反応とアクション反応による収縮の組み合わせである老人姿勢は、胸郭全体を、前後、下に引っ張り、胸を動かなくさせます。これにより、過呼吸の速く浅い呼吸が起こり、心血管機能に影響が及びます。酸素の摂取量が極端に減少すると、しばしば抑うつ、無気力、思考力低下の原因となります。

5　ネガティブな自己イメージ

人は次のようなこと――（1）今までできたことができない、（2）常に痛みを感じる、（3）疲れて元気が出ない、（4）酸素供給がうまくいかない――が起こると、ネガティヴな自己イメージを抱くようになります。どんなに頑張っても若々しい機能は戻ってこないし、もし「それは老化のせいで、防ぎようがない」と常に言われ続けたら、当然そうなります。

そうした状況そのものが、悲惨な結果をもたらします。ソマティックの法則では、常に思った通りの結果を引き寄せるからです。これについては第12章で詳しく解説します。

6　慢性高血圧症と「ダークバイス（無意識の万力）」

おそらく、高齢者の主な死因は、動脈硬化症、つまり「動脈の血管が硬くなる」ことでしょう。この状態は、冠動脈疾患と心血管疾患の原因となり、後者は脳梗塞と大動脈瘤につながります。老年医学研究者の科学的見解によると、こうした症状は、高血圧に、血流が悪くなる動脈硬化が合併することで起こり、この状態は、遺伝子にプログラムされた生物学的反応であるとしています。[*1] 言い換えると、医学的には、高血圧動脈硬化症は「防ぎようのない老化現象」なのです。

しかし、それはおそらく老化現象ではありません。理由は二つあります。

そのひとつは、すでに赤信号反射で説明しました。赤信号反射によって呼吸がしづらくなり、それにより過呼吸が起こると、正常な心拍変動と洞性不整脈圧が抑制されます。このことから、次の二つのことが起こると言えます。（1）心血管機能において、交感神経系が優位になることで、血管の平滑筋壁《へいかつきんへき》が収縮します。（2）血圧の上下変動がなくなることで、血管の弾力性がなくなり、血圧の変化に適応できなくなります。

防ぎようのない高血圧動脈硬化症に関して、現在の医療の見解を翻すもう一つの理由は、静的筋収縮、つまり等尺性《とうしゃくせい》収縮の影響と関係があります。筋肉を動かすには静的、動的の二つの方法があります。オレンジジュースを絞り出す時、指でオレンジをひねります。この指の動きは動的収縮です。野球ボールを握る時、筋肉は収縮しますが、指は動きません。これは静的収縮です。

筋肉の静的収縮は等尺性運動で使われるもので、チャールズ・アトラス（Charles Atlas）の筋肉増強講座で有名になりました。これは、胸の前で合わせた両手を同時に押し合うことで胸筋を収縮させるといった、二つの筋肉群が互いに拮抗する収縮です。この時、手は動きませんが、筋肉は動きます。

しかし、このエクササイズには問題があります。血圧が急上昇するのです。

等尺性運動は、正常な心臓にストレスがかかります。平均血圧をほとんど変えずに心拍出量を劇的に増加させる動的エクササイズと違って、等尺性運動は、心拍出量増加はほんのわずかですが、平均血圧が劇的に上昇します。これにより心臓の後負荷が急激に増加します……等尺性運動で増加した後負荷によって、心疾患の患者に、鬱血性心不全の症状が突発的に現れることが認められています。[*2]

等尺性収縮後、血圧が50パーセント上昇することがよく知られています。[*3]筋肉の静的収縮がもたらす危険は、心臓だけではありません。脳卒中や大動脈瘤の危険性もあります。この分野の研究の再検討に一冊を捧げたペトロスキー（J.S. Petrosky）は、等尺性運動の影響について、「このエクササイズは高齢の高血圧患者には、明らかに危険である」と警告しています。[*4]

老人姿勢で赤信号反射と青信号反射がぶつかり合い、静的に抗いながら収縮することを考えると、老人姿勢に潜む危険性が見えてきます。この二つの大きな筋肉群が、静的な等尺性筋収縮で無意識に互いに抗う、これが慢性高血圧の原因となる「**ダークバイス**（無意識の万力《まんりき》）」

です。先ほど述べたように、高血圧性動脈硬化症は、高齢者の主な死因である心血管疾患の始まりです。さらに、高血圧症は高齢者に一般的です。この二つの事実を考慮すると、高血圧性動脈硬化症の原因に思い当たります。それは、赤信号反射と青信号反射が習慣となることで起こる老人姿勢です。この反射が頻繁に、あるいは強く起こると、それが習慣となり、徐々に無意識になり、しまいには感覚運動健忘《センサリーモーターアムネジア》、そして「ダークバイス」になるのです。

先の6つの症状は、誰にでも起こる神経筋が受けるストレスの蓄積です。これらの症状はごく普通の反射を繰り返した結果起こるものであり、その反射に気づかず、慣れにより無意識や習慣にならない限り害はありません。したがって、この6つの症状は防ぐことができます。つまり、「防ぎようがない」わけではなく、加齢による症状の多くは防ぐこともできるし、治療も可能なのです。

老いを病気と見なすのは恐ろしいことだと私は考えています。長い人生が逃れることのできない病気への道と思い込むのと同じくらい恐ろしいことです。この典型的な老化を連想させる6つの症状は病気からくるものではなく、症候群、良く言って「老化症候群」です。つまり、それらは病気になる兆候や症状であり、注意すべき症状であり、変えなくてはならない症状なのです。

人間には無限の力があります。ストレスに対する二つの神経筋反応の影響を、避けることも払いのけることもできます。反応そのものは遺伝子に組み込まれているので、避けられません。しかし、私たちはその**反応に気づく**ことができます。その反応が起こる状況を常に避けることはできませんが、**どう反応するかをコントロールする**ことができます。動物の逃避反応とアクション反応は、条件反射です。パブロフの犬を思い出してください。ベルが鳴ると涎《よだれ》が出ます。人間の反応も条件付けすることは可能ですが、私たちが自分自身を犬と同レベルに考える場合のみです。

パブロフや他の生理学者たちの多くは、人間を「実験的に」動物と見なしていました。しかし、ソマティックな視点は、それとは根本的に異なります。ソマティクスでは、人間は、単に実験室のネズミを複雑化した動物ではありません。**人間は、自己に気づくことのできる存在**です。気づきを深め、自己をコントロールすることのできる存在です。気づく力があるとわかれば、どうすることもできないストレスからも逃れることができます。人間の意識の存在と力に気づかなければ、実際に、犬のように生きて死ぬだけです。

一般科学、特に医学が、人間の、自己に気づく力に気づいているかどうかが、重要なのではありません。人間の定義を動物とすることで、科学はその気づきをすでに除外しています。しかしながら、個人（あなたと私）が、このことに気づき、活用することが、最も重要なのです。長い人生で起こりうる病的症状を予防するだけでなく、人間の自己管理と自律の力を確かなものにします。しかも、その力には非常に深い意義があります。

解説：アーチェリーの弓と「引き締まった腹筋」の危険性

しゃっくりを止める方法はいろいろあります。「頭から紙袋をかぶって、吐いた息を吸えばいい」「逆立ちして水を飲め」「できるだけ息を止めろ」。こうした方法は時には役に立ちますが、ほとんどの場合役には立ちません。

腰痛もまったく同じです。

医療従事者だけでなく友人たちからも、さまざまな方法が提案されます。そのアドバイスは時には役に立ちますが、ほとんどの場合役には立ちません。「背中の筋肉が弱いから、鍛えたらいい」「背中が硬すぎるから、ストレッチしたらいい。前屈してごらん」「ヘルニアだから手術が必要だ」「背筋を伸ばして座った方がいい」「簡単だよ。背中が張っているということは、腹筋が弱くてたるんでいるのだから、腹筋を鍛えればいいのさ」。

ほとんどすべての人が、背中の問題を抱えていますが、理由がわからないからどうすることもできません。痛みや苦痛がなければ、この状況はもはやコミックです。

腰痛のほとんどは、背骨と胸郭を骨盤につなげる背中の筋肉にあります。この痛みは、骨盤、あるいはその両方にあるか、片側だけの時もあれば両側にある時もあります。この筋肉が痛む理由はたったひとつ、青信号反射による過度な収縮です。

普通の人でも畑で芋堀りや綿摘みを10時間もやれば腰痛になります。伸筋で体幹を支え続けると疲れます。しかし、デスクワークやタイピングで一日中椅子に座っている人も、伸筋が常に青信号反射で収縮すれば、同じように痛みます。背中下部の棘筋が非常に硬くなり、腰がアーチ状に反ります。成人の多くを悩ます痛みを伴う反り腰は、まるでアーチェリーの弓のようです。背中の筋肉は弓の弦のようです。弦が張っていない時は、背骨は自然な曲線を描いていますが［図22a］、弦が張ると、背骨はアーチ状に湾曲します［図22b］。

背中の伸筋が慢性的に収縮していると、背骨下部はアーチ状に反り、そのため、お腹が前に出て、座高が低くなります。直線よりカーブの方が短いので、背骨は短くな

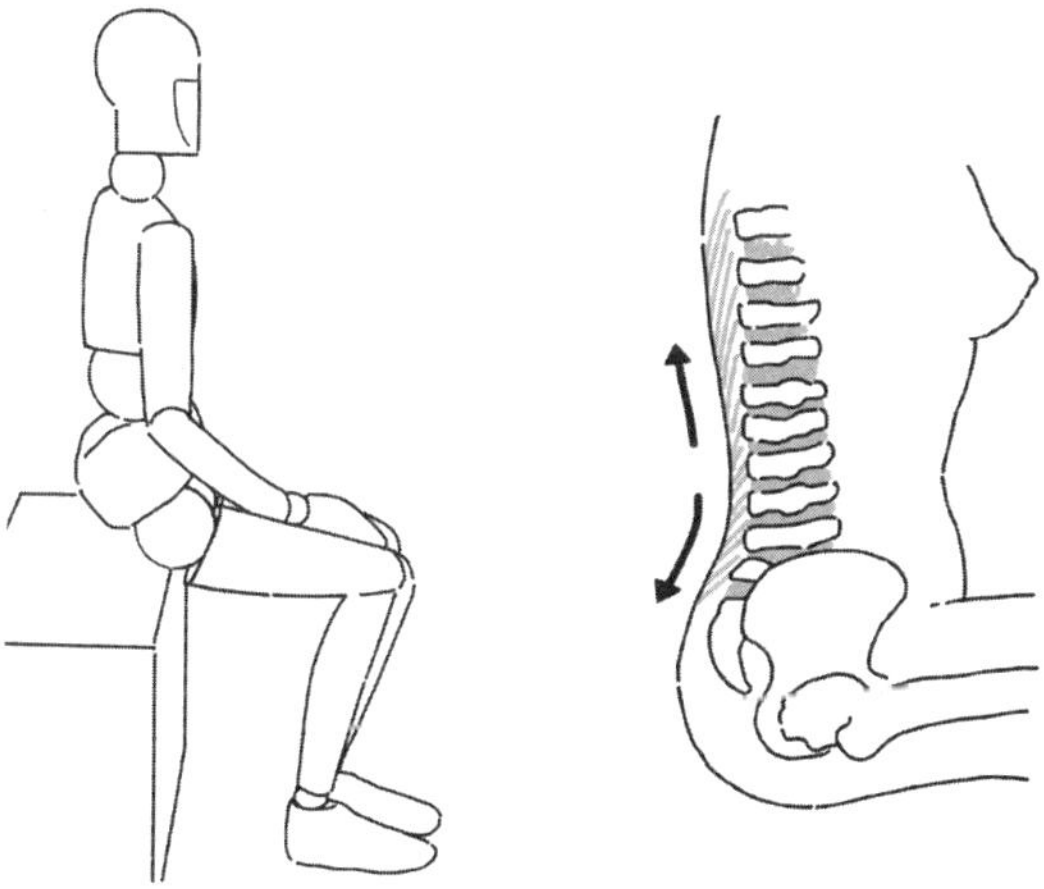

図 22a
リラックスした背骨

ります。この反りが椎骨の後部を圧迫し、それによりゴルフボール大の、弾力のある、柔らかい椎間板後部は、挟まれて押しつぶされ、脊柱管に飛び出します［図22b］。レントゲンには筋肉組織（張った弦）ではなく椎骨と椎間板（弓）しか映らないので、レントゲン技師は、椎間板が飛び出した状態を潰れた（ヘルニアあるいは破裂）と解釈しますそれゆえに、椎骨の構造が「壊れた」と間違って捉えます。

この背骨が壊れるという間違ったイメージが、人々の頭にこびりついています。「骨の折れる労働」だけでなく、「腰抜け」という表現もこの混乱の現れです。骨折や深刻な事故以外には、人間の骨は、めったに「折れたり」「抜けたり」はしません。あまりにも疲れるとアーチェリーの弓のように

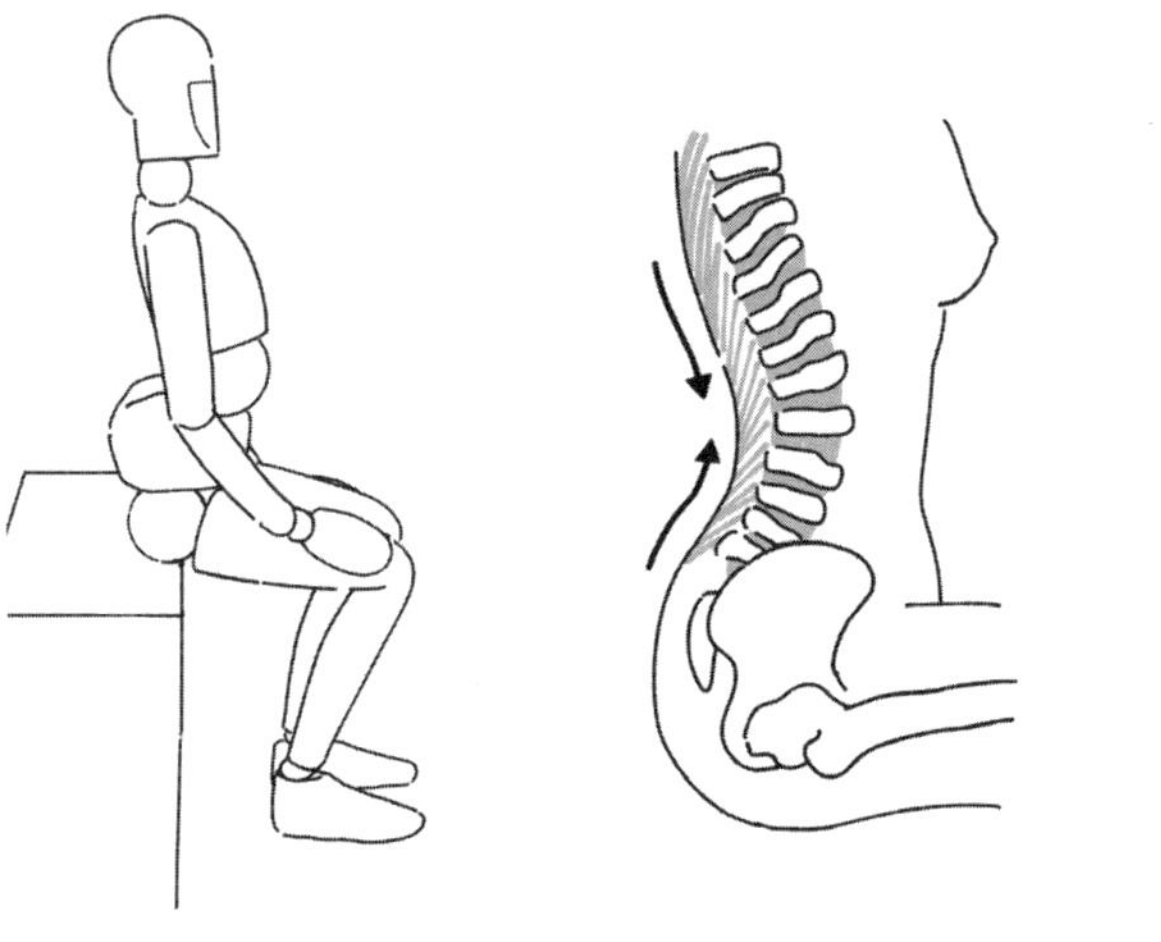

図22a
弓なりの背骨

反って痛くはなりますが、それは、よく言われるように、椎間板や神経に起こっていることではありません。過度な収縮により腰の第4、第5腰椎の感覚神経が挟まれると、背中ではなく、挟まれた側の骨盤や脚に痛みを感じます。これが坐骨神経痛であり、同じくアーチェリーの弓によって椎間板が一時的に圧迫されることで悪化した例です。

アーチェリーの弓のように背中が反ると、自動的にお腹が出ます。中年のクライアントは

「どんなにダイエットしてもお腹が出る」と言います。背中の筋肉が慢性的に収縮した結果お腹が出ているとしても、医療従事者のなかには、背中の反りとお腹のでっぱりは、腹筋がないからと考える人もいます。「お腹を引き締める」ことに多くの男性はとり憑かれ、シットアップやレッグリフトに長時間専念します。しかし、腹筋が弱いわけではないので何も変わりません。実は、腰の筋肉があまりにも収縮し、力が入り過ぎているのです。

身体の中心部で起こるこの反り腰は、「背中の筋肉が弱い」とか「お腹の筋肉が弱い」からではありません。また、骨が壊れたわけではないので、補強したり、固定したり、縛ったりする必要もありません。これは、青信号反射が原因の、慢性的な不随意の収縮によるものです。**問題は、反射を習慣化した脳**にあります。この反射を制御すれば、反り腰やお腹のでっぱり、椎間板の圧迫がすべてなくなります。痛みも解消します。

しかし、感覚運動健忘のせいで、リラックスした、歪みのない背中がどういうものかという感覚が奪われています。背骨が反って短い状態が長く続くと、「真っ直ぐに伸びている」感

覚も歪んでしまいます。

過去10年間、反り腰のクライアントは皆、背中の筋肉が緩まった時に、「でも真っ直ぐだと感じません。むしろ前のめりになっているように感じます。こうしていると背中が疲れます……」と言います。そしてすぐに前と同じように腰を反らせ、お腹を前に出し、頭を中心線より後ろに引くのです。図23aと図23bに、まさしくこの歪んだセルフイメージの非常に興味深い現象が現れています。

図23aは、慢性化した青信号反射の典型的な歪んだセルフイメージ（点線）です。胴体が反っている状態が「真っ直ぐ」だと思っているので、背中の筋肉が緩んで背骨が真っ直ぐに伸びると「前のめり」になっているように感じます［図23b］。真っ直ぐに

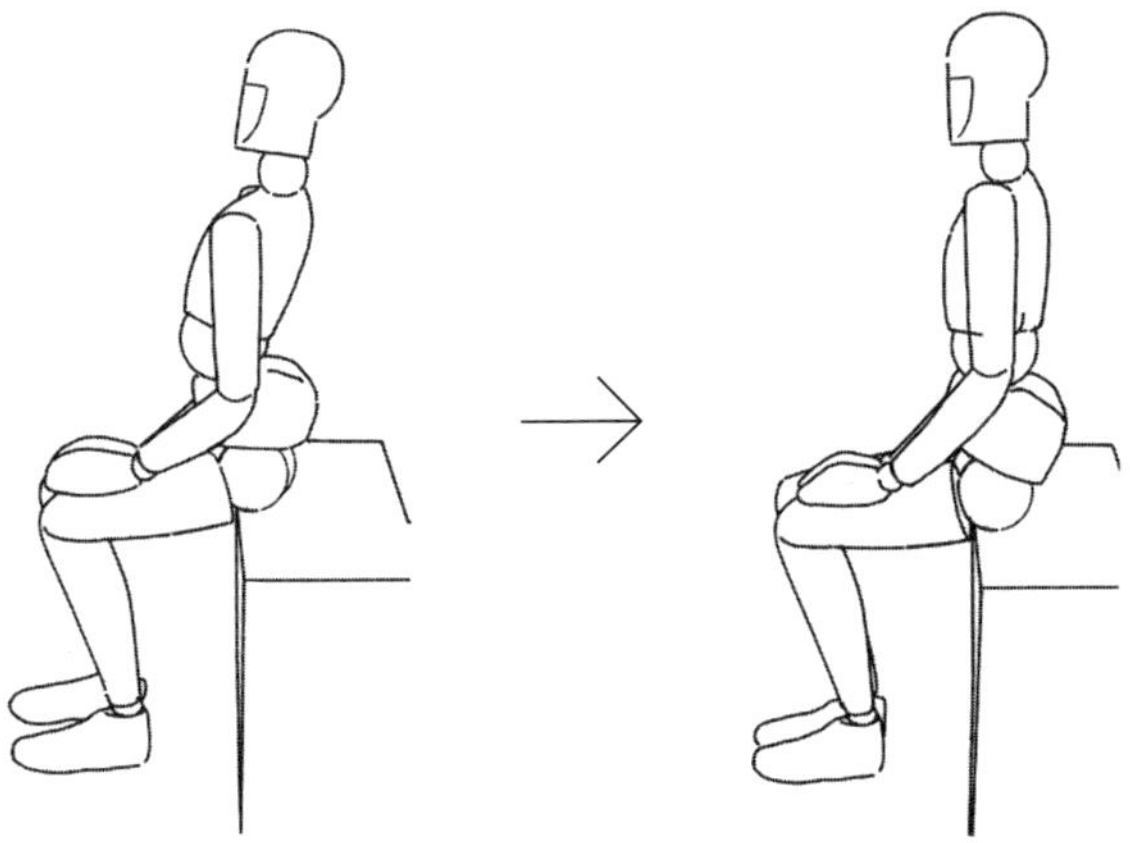

図 23a
歪んだボディイメージ：反り腰が真っ直ぐだと感じる

伸びた、歪みのない背中に慣れるには、２～３週間かかります。ソマティック・エクササイズの最初の二つのレッスンで、背中の筋肉を緩める際には、このことを覚えておいてください。

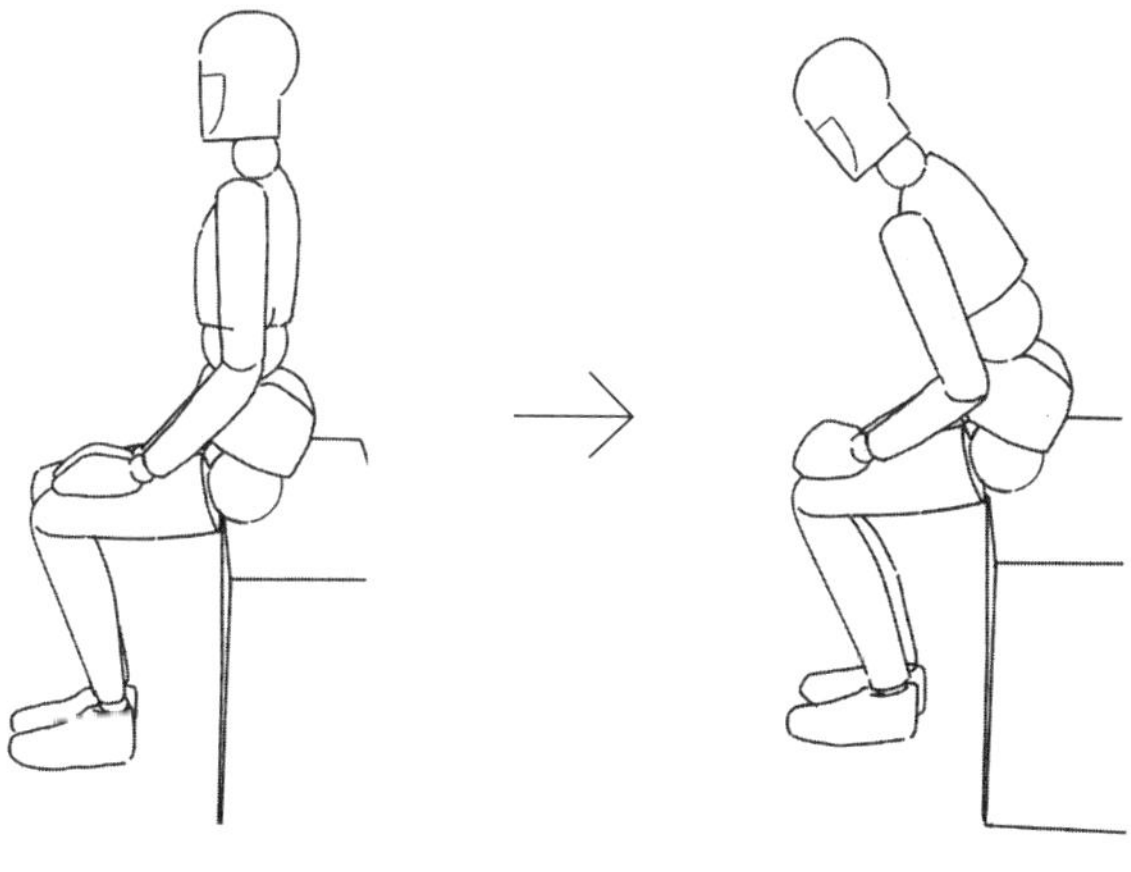

図 23b
真っ直ぐの背中が「前かがみ」と感じる

第11章 外傷
——怪我の役割

身体が傾くとき

私がいつもクライアントに聞くのは、「骨折や大きな事故、手術や入院などはなかったか」ということです。もうひとつ、私がいつもすることは、その人を正面から見て、どちらか一方に傾いていないかを確認することです。時には、その人に歩いてもらい、足を引きずっていないかを確認します。この質問と観察は、両方とも同じ目的で行います。外傷を負う怪我があったかどうかを見極めるためです。

習慣化した赤信号反射と青信号反射による影響は、横から見ると最もよくわかります。反り腰、アーチェリーの弓のように突き出たお腹、老人のような前かがみの姿勢です。しかし、**外傷の突然の影響は、真正面か真後ろから見るのが一番良い**のです。なぜなら胴体が斜めに傾いているからです。長期に渡るストレスの影響は、身体の両側に同じように及びますが、身体が傾くことはありません。しかし、外傷は、怪我をした方にのみ影響し、その筋肉が萎縮し、身体は一方に傾きます。

トラウマ反射は、痛みから身を守るための感覚運動システムの反応です。これは、一般的な防衛反射で、赤信号反射の呼吸を止めて前かがみになる姿勢や、青信号反射の背中が反る姿勢と同様に、わかりやすく一般的です。蜂に刺されたり、皮下注射を刺されて縮み上がるのはトラウマ反射です。誰かが、火のついたたばこや花火を持って、自分に近づいて来たら、私たちは危険から身を反らします。それはトラウマ反射です。私たちの身体は怪我をすると、筋肉を萎縮させて、傷の周辺を硬く保護します。これもまた、トラウマ反射です。

これらのトラウマ反射は、身体のどの部分にも（上半身・下半身、前部・後部、左側・右側）起こります。心臓の手術後によくあるように、身体の前部で起こるトラウマ反射は、赤信号反射の前かがみ姿勢の収縮を強めます。脊椎の手術後によくあるように、身体の後部で起こるトラウマ反射は、青信号反射の反り腰を強めます。怪我が身体の中心ではない場合は、トラウマ反射は、身体の一方に現れ、たいていは、歩行の滑らかさやバランス感覚に影響が出ます。

脊柱側彎症《せきちゅうそくわんしょう》の場合、トラウマ反射が起こっていることを意味します。整形外科医は、しばしば、子供の側彎症の原因を外傷とは考えず、原因は遺伝であり、片側がもう一方よりも早く成長するという奇妙な理論を提唱することがあります。稀に実際にあるケースかもしれませんが、一般的には、そのような遺伝的変形には別のサインがあり、脊柱側彎症のケースにはめったに見られません。

脊柱側彎症は、長いCのような単純曲線か、Sのような二重曲線です〔図24aと図24b〕。後者の場合、背骨下部が一方に曲がり、胸椎が反対方向に曲がります。

原因は、いつも次のような理由です。身体の片側に怪我をすると、片側の骨盤と腰椎の筋肉がより強く収縮しますが、バランスを保とうとする反射が自動的に起こり、頭と体幹上部を反対方向に引っ張り、下半身の傾きとバランスを取ります。図24aと図24bでは、反射的な筋収縮の影響で、コントロールを失っているのがわかります。つまり感覚運動健忘《センサリーモーターアムネジア》が起こっています。曲線が単純であろうとS型であろうと、原因はいつも同じです。身体の片側の外傷によって、反射的な筋収縮が起こっています。

トラウマ反射は、身体が深刻なダメージを受けることで起こります。

パート1の事例で、右側にかなり傾いたバーニーは、3年前に左足を自動車事故で骨折していました。ルイーズの「凍結」肩と右への傾きは、転んで上腕部を骨折した後に起こりました。ハーレーは、トラックから落ちて左膝を故障しました。それによって、彼は、足を引きずり、左に傾きました。

トラウマ反射は、手術が原因となることもあります。痙攣性《けいれんせい》の収縮反応が、手術を受けた周辺の筋肉に起こります。乳房切除をした女性は、肩や胸郭上部に慢性的な硬さと痛みがあります。心臓手術を受けた男性は、胸に締め付けられるような痛みがあります。腎臓の手術でカテーテルを挿入した人は、時々、カテーテルを通した下腹部と太腿の上部に、制御できない筋肉の痙攣があります。このような例はたくさんあります。

同じく、尻もちをついたり、足首の捻挫、骨折の後は、身体の一方にトラウマ反射がよく起こります。怪我をした方の足に体重をのせることができないので、自動的にもう一方の足に体重を移動させます。これは、

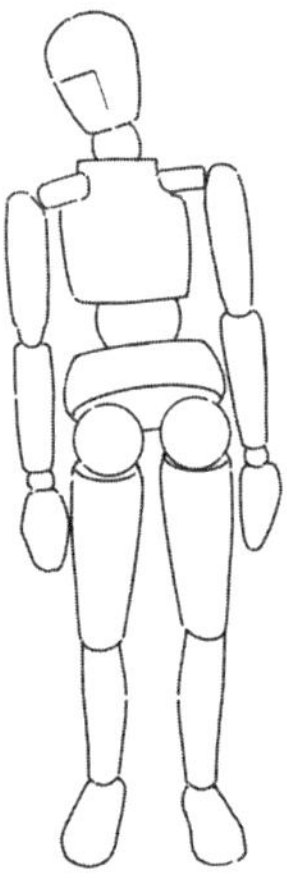

図 24a
Cカーブの側彎

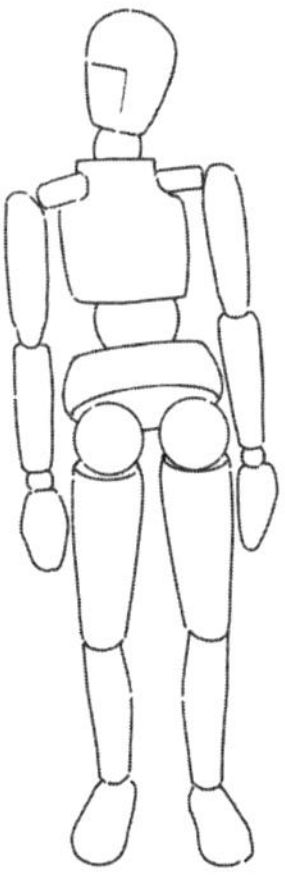

図 24b
Sカーブの側彎

自発的な行動ではありません。痛みを避けるための反射です。どうしても怪我した足を「かばって」しまいます。

カイロプラクターだけでなく洋服の仕立て職人さえ、クライアントに、一方の足がもう片方よりも短いと言ったりします。そう言われたという人が何百人もいますが、本当に片方だけ足が短かったという人には一度も会ったことはありません。むしろすべてのケースで、身体の中心部の筋肉が慢性的に収縮しており、それが一方の腰を上に引っ張り上げていました。まさにハーレーの「縮んだ脚」のようです。人間の怪我には、単純なものから暴力的なもの、鞭打ちから麻痺に至るまでいろいろあるように、トラウマ反射も多種多様です。

坐骨神経痛は、第4腰椎と第5腰椎、第5腰椎と第1仙椎の間からそれぞれ出る坐骨神経を椎間板が圧迫することで起こります。坐骨神経は、骨盤から太腿、ふくらはぎ、足部まで伸びている感覚神経です。前者は、脚の外側から親指まで伸び、後者は、脚の後ろ側から踵、そして小指まで伸びています。どちらの神経が挟まれても、痛みはそのルートに沿って感じられます。軽く挟まれたのであれば、その痛みは骨盤と臀部だけに感じられます。強く圧迫されていれば、痛みはまるで足まで熱線が伸びているかのように感じます。それは、筋肉痛とは違う感覚の神経痛で、痛みがひどい時は非常に体力を消耗します。

坐骨神経痛は、重大事故や圧迫骨折のようなケースを除けば、比較的よく見られる適応症候群です。すべての適応症候群と同じく、坐骨神経痛は、その人が人生で受けたストレスの量や外傷に直に結びつきます。長生きすればするほど、ストレスや外傷を経験することになります。そのため、坐骨神経痛は、しばしば加齢による病気と関連付けられます。

しかし、坐骨神経痛はいかなる年齢でも起こりえます。そして、適応症候群のように、坐骨神経痛は、防ぐことも、改善することもできます。坐骨神経痛をどのように予防し、取り除くかを教えることが、ソマティック・エデュケーターとしての仕事の面白い部分です。どうしても手術を避けたいという坐骨神経痛の人から、私はたびたび相談を受けます。

40代前半のパン職人が、左脚から親指にかけてのひどい坐骨神経痛のため、私のオフィスに飛び込んできました。彼は痛みに怯えていましたが、もっと恐れていたのは「必須」と言われた背中の手術でした。

セッションを数回した後、彼は、腰と体幹左側の筋肉の感覚と運動を制御する力を取り戻しました。最初に脚の痛みが、次に、背中の痛みが消えました。「潰れた」と見なされた椎間板は、腰の筋肉の不随意の収縮でバイスのように挟まれて膨れ上がっていただけでした。今は、その収縮は意識的に制御されて、椎骨は正常な位置に戻りました。彼は、背中の調子が非常に良いということをいつでもありがたく思い、今では、100ポンドの小麦粉袋を持ち上げてミキサーに入れています。これを3年間続けています。

別の例では、慢性的な坐骨神経痛のため、ロデオ大会から来たカウボーイとワークしました。3回目の最後のセッションが終了してから10日目に、彼はサンフランシスコのカウパレスの荒馬乗りとグランドナショナル大会に出場しました。
このように**人間の意識の驚くべき潜在能力と中枢神経系の学習と適応が、この本のテーマ**です。私たちは、自分が思うよりはるかに多くの可能性を持っています。さまざまなやり方で私たちの身体を制御、維持、修復、保護する脳の機能について知れば知るほど、私たちは自らに備わる素晴らしい能力を尊重できるようになります。私たちは、自分が思うほど、依存的でも無力でもありません。実は、自分が思う以上に自己を管理し制御する力を持っているのです。

解説：いつまでもセクシーでスマートに

老化によくある定説は、若さがはじけた後は、次第に性的能力も思考能力も衰えていくということです。これは事実ではありません。

しかしながら、性的能力の衰えに関する神話には真実もあります。それは男性の4歳から思春期までに可能なオーガズムの頻度に関係するものでした。初期の性的興奮は10代後半までにはそれなりに安定し、その状態は50代まで続き、50代の男性の98パーセントが性的にアクティブです。

私たちのセクシュアリティに関する初期の知識は、約30年前のアルフレッド・キンゼイ

（Alfred C. Kinsey）の画期的な報告がきっかけとなっています。しかし、キンゼイの調査には65歳までしか含まれていませんでした。しかも、50歳代のサンプル数は最小限でした。この不足分は、１９８４年に消費者協同組合が発行した、Love, Sex, and Aging[*1]という、50代から80代の年代を扱った報告書が十分に補いました。４２２６人の回答に関するこの報告書は、セクシュアリティの研究の中では、かつてないほどの高齢者サンプルを扱っていました。

この報告書によると、老年の性的能力の衰えはわずかです。頻度は10代後半ほどではありませんが、報告書にある個人的な表現を借りると、より快感が得られます。高齢者はうまくやるのに何度も繰り返さなくてもいいようです。

女性が性的に成熟するのは男性よりもかなり遅く、20代後半から30代初期にピークに達します。女性の性的活動の平均頻度は、60代までかなり安定しています。消費者協同組合の報告書でサンプルとなった50代女性のうち93パーセントが性的にアクティブでした。この数字を98パーセントの性的にアクティブな50代男性サンプルと合わせると、人生半世紀を生きた人のセクシャリティは、老化神話とかみ合わないということがわかります。

平均的な国民が生涯に受けるストレスや外傷により感じる筋肉の不快感や限界を踏まえると、この数字は驚くべきものです。60代男性の91パーセントが性的にアクティブで、女性の81パーセントもまた同様に性的にアクティブであるということにも驚きます（この減少率は夫や妻に先立たれた独り身を含むことを念頭に置いてください）。平均的な男女が70代に達する頃には、間違いなく性欲は尽きるはずです。ところが全くそうではありませんでした。調査に回答した男性のうち79パーセント、女性の65パーセントは、依然として性的にアクティブでした[*2]。

人間が年を取ると性的減退はありますが、それはわずかな減退にすぎません。人間の神経系に蓄積するストレスや外傷が減れば、減退しないかもしれません。

最も印象的なのは、消費者協同組合の80代に関する報告です。約半数の男性と女性が依然として性的にアクティブで、大多数は性的体験を「非常に素晴らしいもの」と評価しました。愛と性交渉に関する若い人へのアドバイスに、83歳のサンディエゴ在住の女性は、「性交渉はいつまでも持ち続けた方がよい」と答えました。68歳の未亡人は次のようにまとめました。「一言で言えば、独りよりも性交渉を持つ方が楽しいです[*3]」。

老化とセクシュアリティについての定説には、老化と思考能力に関する間違った考えがあります。ビネー知能検査が初めてアメリカで使用された時、知的発達は性的発達と並び、16歳でピークを迎えると信じられていました。1920年代に、何人かの研究者が、ピークはもっと早く、おそらく13歳頃ではないかと考えました。ピークの後は、知的に発達しないと考えられました（これが神話の始まりでした）。

しかし、1930年代のウェクスラー検査により、ビネー検査は間違っていることが明らかになりました。後の検査によると、成人の多くは、年をとってからも知的に発達しました。そしてウェクスラーの尺度で興味深い複雑な問題が判明しました。知的機能のタイプが異なれば、ピークや減退のタイミングと値も違ったのです。人によっては衰えをまったく示さないことが判明し、事態はさらに複雑化しました。

アルツハイマー型認知症の記憶障害を持つ高齢者がいることを私たちは熟知しているように、「前ほど頭がきれない」「頭がもうはたらかない」と高齢者が言うことに慣れています。20世紀に起こった各世代の急速な変化を前提として、若い世代が古い世代より賢くなっているように見えることにも慣れています。しかし、これは、年齢の違いによるものなのか、それとも何か別の要素、たとえば、文化や教育の違いによるものでしょうか?

この質問に答えるには、骨の折れる科学的な調査が必要でした。その調査とは、ひとつのグループの知的能力を、成人後期を通して測定する縦断研究です。大きなグループを追跡し、20~30年に渡り検査を繰り返すのは大変な仕事であり、そのような研究はわずかしか完了していません。8つの研究が、『成人の心理的発達の縦断研究』というユニークな研究報告書に発表されています。編集者はワーナー・シェイ（K. Warner Shaie）で、彼の21年間のシアトルで行った縦断研究が、その本のバックボーンとなっています。

シェイの研究は、25歳から67歳までの、1656人の被験者を、1965年、1963年、1970年、1977年に調査したものです。このグループは、さまざまな知的能力の発達と衰えに関して、繰り返し検査を受けました。これにより知的発達は16歳がピークではないことが明らかになりました。知的能力には、成熟するのに時間のかかるものもありました。

たとえば、数字に関する能力は32歳までピークには達することはありませんでした。論理的思考能力は39歳がピークで、スピーチと言語能力は46歳でした。言語理解は53歳でした。[*5] 明らかに、**年を取ることは衰えることではなく、進歩と発達**なのです。これは驚くべき発見です。

検査したすべての人に同じ進歩が見られないのはなぜでしょうか？　衰える人と、成長を続ける人がいるのはなぜでしょうか？　さまざまな可能性を考慮し、シェイは、「柔軟なパーソナリティスタイル」の人は、年を取っても高い能力を発揮し続けるようだと結論を出しました。「平均的な高齢者は81歳でやっと、若い人の能力の半分を下回る」[*6] とシェイが言うように、知的能力は私たちが人生をどう生きてきたかを反映するのです。

高い知能を維持するには、柔軟なパーソナリティスタイルの他に二つの条件があると、シェイは指摘しています。ひとつは、ストレスのない好ましい状況、そして二つ目に、関節炎や心血管病がないことです。最後に、シェイは、「使わないと衰えるという原則は、筋肉の柔軟性の維持だけでなく、柔軟なライフスタイルの維持や、高い知的能力の維持にも当てはまる」と述べています。[*7]

第12章 期待

——心の姿勢が持つ役割とは

「**期待**（*Expectation*）」は、英語で最も重要な言葉のひとつです。これは、人間が存在するうえで、絶対に欠かすことのできない要素である「時間」と関係があります。

私たちは、時間の中で生きています。それは言ってみれば、途切れることなく移り変わる流れのなかで生きているということです。今この瞬間は次の瞬間に、今日は明日に、今年は来年に移り変わります。人間は、現在から未来に移り変わる時間の流れの中で生きているので、生きるのも老いるのも、全く同じ現象です。その移り変わりの最前線に位置するのが期待なのです。

期待が、私たちを現在から未来へ連れて行きます。したがって、それは前進する船の船首のようなものです。船首の指し示す方向が、船の進行方向を決めます。船首が船を先導します。船首が上を向けば、船はその方向、つまり上に進みます。船首が下を向けば、船は下に進みます。船が船首の方向に進むように、私たちの人生もまた、私たちの期待した通りのコースを辿ります。

「自己成就予言」とは、期待した通りのことが実現することを言います。期待は、未来を予言するだけでなく、実現させます。このように先を見越した期待は、私たちが健康であるために極めて重要な役割を果たします。

プラセボ効果について考えてみてください。

この風変りな言葉はラテン語で「喜ばせる」を意味します。カトリック教会の礼拝で司祭が言う「私は主を喜ばせます」という言葉に由来します。後にこの言葉は、誰かの機嫌を取ることや、喜ばせようとする行為に用いられるようになりました。19世紀までには、治療のためではなく、単に患者を満足させるための「薬」として、効果を持たない物質に対して使われるようになりました。しかし、まもなくして医者は不思議なことに気づき始めました。医者が患者にこの薬は効きますよと信じ込ませると、効果を持たないはずの物質が、実際には効き始めたのです。患者が砂糖のピルが効くと信じれば、その通りになりました。これがプラセボ効果です。

医療従事者はしばしば、技術さえあればと考えます。しかし、プラセボ効果は、これと矛盾します。エバンス（F. J. Evans）は、痛みの緩和に関して、モルヒネと「効果を持たない」偽薬の効果を比較する一連の対照試験を実施しました。結果は驚くべきものでした。偽薬にモルヒネの56パーセントの効果が現れたのです。[*1] なぜこれほど強力な鎮痛効果が現われたのでしょうか？　答えは唯一つ、「期待」です。

プラセボ効果をアスピリン（54パーセント）、コデイン（56パーセント）、ダーボン（45パーセント）と比較すると、結果はほぼ同じでした。驚くべきことに、プラセボには一定の効果がありました。鎮痛剤にかかわらず、プラセボは一定の割合で効果を現しました。

しかし、この情報が広まると、プラセボ効果は鎮痛だけではなく、アドレナリンの分泌作用、扁桃腺、喘息、血球算定、血圧、癌、一般的な風邪、咳反射、肥満、嘔吐、熱、胃液分泌と蠕動運動、頭痛、不眠、多発性硬化症、経口避妊薬、パーキンソン病、瞳孔拡張と収縮、呼吸、リューマチ、船酔い、胃潰瘍、ワクチン、血管運動機能、イボの研究においても効果があるということが判明しました。[*2] そのようなリストから、ソマティックな観点は非常に確かなものとなります。**人間の身体の自己調整には、人間の意識が不可欠**なのです。

期待が人々に与える影響は一貫しており、広範囲に渡るので、製薬会社は、治験を行う際に予めそれを考慮します。治験には二重盲検の仕組みがあります。検査者も被験者も、どちらが本当の薬でどちらがプラセボか知りません。したがって、エバンスの結論はこうです。

「プラセボは、それ自体有力な治療的介入であり、ポジティブあるいはネガティブな作用をそれぞれ検証し、その作用機構について独立調査するに値する、薬理作用のある薬品と見なされるべきである[*3]」。

プラセボ効果は、薬理学の分野だけでなく、外科手術においても認められています。ビーチャー（H. Beecher）の有名な医学研究「プラセボ手術[*4]」には、狭心症の疼痛を緩和するため、どのようにプラセボ手術が行われたかの詳細が示されています。通常の手術は皮膚切開し、胸動脈を結合します。しかし、これに懐疑的な外科医もいたため、2チームに分かれ、一方は切開と胸動脈結合を行い、もう一方は切開だけを実施しました。

結果は驚くべきものでした。切開だけのチームは、患者の100パーセントで心肺持久力が高まり、鎮痛剤であるニトログリセリンの投与が減少したことを報告したのです。同グループの患者は、6週間後と6か月後の調査でも、同様の目覚ましい変化を示しました。もう一方のグループは76パーセントしか改善を示しませんでした。

バイオフィードバックや心理療法でも、プラセボ効果は証明されています。不安、水腫、頻脈、血管収縮、恐怖症、うつ病はすべて、プラセボを投与することで緩和されています。明らかに、期待感が人間のあらゆる病理の一因であると言えます。

プラセボは臨床医学に非常に幅広く浸透したため、精神神経免疫学と呼ばれる科学が生まれました。この将来性ある研究分野のおかげで、ひと昔前まではあり得ないと思われていたことが仮定されます。それは、免疫システムは機能上独立したものではなく、中枢神経系と関連して作動するということです。さらに、感情や考え方、その他の意識状態が、特定の神経伝達物質を誘発し、次にそれが免疫システムに影響を及ぼします。これが精神神経免疫学という名の新しい科学です。

精神神経免疫学の作業仮説は、期待感などの意識状態が、中枢神経系と免疫システムの両方に変化をもたらすというものです。これは基本的にソマティックな観点であり、私たちの身体や健康に対する姿勢や信念が、私たちの現状に極めて重要な影響を及ぼすということです。自身の身体が元気で健康だと信じるならば、その通りになります。一方、老化神話に基づく信念もあります。つまり、故障や機能不全はやむを得ないという信念です。その場合、結果的に故障や機能不全が起こります。予言は自己成就します。思った通りのことが起こるからです。

ある年齢になって身体に不調を感じた時、それをいかに解釈するかが重要になります。もし、その不調を、年齢的に起こるはずの重病や故障の兆候と捉えれば、予測した通りの運命を受け入れ、諦めることになります。病気になるのではないかと心配するのは、機能的には、そうなるつもりでいるのと同じです。これにより脳と免疫システム上に、危険な反応が起こります。病気に対して「諦める」という気持ちを持つだけで、自己治癒力が働かなくなるため、危険なのです。

私たちが身体の不調に対して、いつも最悪を考え怖がってばかりいると、この不調を長引かせることになり、それにより回復しづらくなります。イアン・ウィックラマセケラ（Ian Wickramasekera）教授は医学研究者です。彼の条件反射としてのプラセボに関する一般分析では、ネガティブな期待には次のような側面があると述べています。

この分析は、特に、腰痛、糖尿病、循環器疾患、筋骨格系障害、癌などの慢性病や機能障害に関するもので、長期間、断続的に、病気の進行、怪我、機能障害を無条件に強化すると、その障害を持続させるという否定的に条件付けされた結果になる可能性が高い。そのようなケースでは、無条件の生化学的要因により、その病気のメカニズムが長期間断続的に活性化することで、無条件刺激が作用しなくても、運動システムを抑制する非常に強い忌避反応が起こる可能性もある。無条件刺激により断続的に強化が行われると、回復を遅らせる不適応反応が起こることは既に証明されている。[*5]

この報告により、老化神話は、年を取ると病気になるという単なる信念ではなく、そうした病気の積極的な要因にもなり得るということがはっきりします。したがって、身体の不調を自覚し、前向きな対策を取ることで、そのような「病気の進行や怪我や機能障害」が持続するのを防ぐことができます。

つまり、もし私たちが自分自身の身体に起こっていることを自覚し、ソマティック・エクササイズのような前向きな対応策で、身体的な自己調整力を高めるならば、前提とされている「老化現象」はほとんど起こらないのです。

解説：命の泉を飲むために

年齢という言葉は、単純に「存在している期間」を意味します。この言葉は、英語の中で特に面白い単語の一つです。音で聞くよりも、ずっと複雑です。第一に、その語源が不思議です。ラテン語の語源は*aetus*です。「属する」あるいは「固有の」を意味する*aticus*は、多くの言葉の接尾語として広く使われています。たとえば、*silvaticus*は「森の」（*silva*）、*viaticus*は「道の」（*via*）などです。後に*aticus*はフランス語の接尾語ageに発展し、silvaticusは*savage*、*viaticus*は*voyage*という英語になりました。*Age*は*language*、*village*、*marriage*、*postage*など、多くの英単語によく使われる接尾語になりました。

さらに、年齢（*age*）は、単純に「存在期間」を意味しますが、広義には存在期間の特徴を現します。特に動詞（*to age*）になると興味深く、「年を取る」（*to grow old*）という意味になります。「年を取る（*to grow old*）」とはどういう意味でしょうか。「古い」（*old*）は、ラテン語のaloを語源とし、古代ゲルマン語では*alt*と言い、驚くべきことに「滋養する」（*to nourish*）や

「養う」（*to bring up*）を意味します。一般的に言えば、*alo*は、強化する、向上する、進歩するという意味です。より高く、より深くなるという意味です。したがって、本来の意味においては、「年を取る（*to age*）」や「古くなる（*to get older*）」は「成長する（*to grow up*）」という意味になります。「年を取る（*growing old*）」の意味が、本来の「古い（*old*）」の正反対、つまり、「古い（*old*）」という言葉が、衰弱する、悪くなる、くたびれる、老いぼれる、役に立たなくなることを意味するようになったのは、語源学の観点で見ると、非常に興味深いことです。

したがって、単純なのに不思議な「年齢（*age*）」という言葉の意味を探っていくと、その根源で両義性にぶつかることになります。「年を取る」とは、成長すること、向上すること、より高く、より深くなることであり、衰えること、老いること、弱くなること、役に立たなくなることでもあります。

命の基本である「年を取る（*aging*）」という言葉に、二つの相反する可能性である成長と衰退という意味があるとは衝撃的です。人間の存在期間の特徴を現すものは、予め決められたものでも予測できるものでもありません。人間の一生が辿る道筋は、決められたものではなく、自由であるという意味です。

この根本的な両義性に、年を取ることが意味する両義性の真相が見て取れます。人生は、成長し強くなるという道を辿ることもできるし、衰弱し退化するという道を辿ることもできるのです。

私たちの言語の深奥からは、老化は衰退ではなく、むしろ成長であるという声が聞こえてきます。この言語学的意義は「年を取る（*aging*）」という言葉の語源と深く結びついており、人類の「集合無意識」、つまり生命の真の可能性を集合的に理解したものを表現しているとも言えます。この言葉は、そのように理解されるのを何千年もの間待っていたのです。

期待に沿って身体は動くということを理解したら、年を取ることの意味について考える時、二つの相反する意味があるとわかっていなくてはなりません。つまり、成長と衰退です。これからの人生、年を重ねながら向上し強くなると考えれば、そうなります。毎日少しずつ衰え弱っていくと思えば、それが自己成就予言となります。

期待は信念体系の頂点にあり、自己を正当化しようとすると面白い性質があります。先導役として、未来を予め決めます。次に来るものが決まっているので、60年後、ある人は微笑みながら「思った通りだった」と人生を振り返ります。しかし、またある人は、「思った通りだった」と自分で予測した通りの老いに顔をしかめます。どちらも思った通りになりました。それ以外のことが起こりうるとは想像もしませんでした。

時間は命が費やす通貨のようなものです。どうしようと迷いながら、60年も待てません。60年後では遅いのです。

ここに人生の驚くべき真相があります。

自分の人生が成長の道を歩むか、衰退の道を歩むかは、予め決まっているのではなく、どのような可能性を考えるかが問題なのです。命の通貨としての時間は、いつも未来です。まだ使っていません。それをどのように使いたいか計画します。人生への投資が、他の投資と何ら変わりはないことに気づけば、自分の将来の可能性に対しても、これまでとは違う姿勢を身に付けることができます。

人生に何を投資するかで、どれだけ儲けるかが決まると言っても不適切ではないでしょう。少なくとも、自身自身の人生が、たとえば、土地や株に投資するのと同じように大切かどうかです。私の知る限り、多くの人は、自身の身体の将来に物質的な財産と同じほどの価値を見出していません。不幸にも、そのような人たちは、見返りを受けますが、それは「思った通り」なのです。そのような状況を表現している有名な言葉を少しだけ拡大するとこうなります。「人が全世界を儲けても、自分の魂と身体が損したら、何の得になるだろう」。

しかし、人生はそうならなくてもいいのです。期待と期待に従って身体が動くということがわかれば、魂と身体が一体となった「ソマ」は「成長」「進化」し、「より深く、より高く」なるという思いを自ら選択することができます。なぜなら私たちのソマは、このような明るい期待に育まれ成長するものだからです。

自分自身の存在は成長するとわかっている人は、誰にでも起こりうる困難やストレスやトラウマを乗り越える強さや忍耐を持つ人です。そのような人は、どうすることもできない身体の痛みや機能障害を「やむを得ない病気の兆候」と捉えるのではなく、身体とは未来に向かって調整しながら適応を繰り返し、調節を行うものと捉えます。

年を取ることは、現在進行中の成長の一部であると考える人は、病気を克服し、不安を乗り越え、最悪の状況にも負けない力を持ち続ける人です。挫折しない、断念しない、諦めないことは、滋養に満ちた命の泉を飲むということで、その深層においては、人生は常に救済と復活であるという叡智を養うということでもあります。

老いの誇り

老いを蔑み、若さを過度に称賛するのは、老化神話の影響です。若さを称賛するのは、裏を返せば、老いを蔑むのと同じです。このような態度がますます一般的となり、近年の急速な高齢化に逆行しているのは残念なことです。

年を重ねるのは忌まわしいこと、悲惨なことだと考える人が増えたのでしょうか？　二度と戻らない若さがどうしても欲しいのでしょうか？　その欲求があまりにも強すぎて、うわべだけでも若くなるよう老化のサインを隠そうとするのでしょうか。そうすれば、少なくとも外見上は、老化した肌や髪を誤魔化すことはできます。

できるだけ思いやりのある言い方で言わせてください。

「老化を忌み嫌うということは、人生を軽んじるだけでなく、残念ながら人生の本質をわかっていないということです」。

若さとは維持するものではなく、超越すべきものです。若さには力がありますが、技量不足です。長い目で見れば、技量が絶大な力になります。若さにはスピードがありますが、合理的ではありません。長い目で見て、結果を出すのは合理性です。若い人は機敏ですが、思慮深さに欠けます。思慮深さがなければ、正しい決断を下すことはできません。若さにはエネルギーと知性がありますが、そのエネルギーと知性を存分に発揮できるほどの見識はありません。知性ある振舞いには優れた見識が必要です。若さには、親から受け継いだ美しさがありますが、それは真に磨き上げた美ではありません。若さには、輝かしい未来がありますが、輝かしい実績はありません。若さとは、種をまき、耕す時期であり、実りと収穫の時期ではありません。若さとは無知で無邪気であり、知性的で賢明ではありません。若さとは、満たされることを待つ空の状態、実現を待つ可能性の状態、超越を待つ始まりの状態です。

つまり、若さとは、私たちがより高く、より深く、より豊かになるにしたがって、遠ざかっていくものです。人生と老いは成長と進化の過程であることがわからなければ、生きることの基本原則はわかりません。若さとはどのようなものであるかわかりません。本来の若さとは、より高く、深く、豊かになって、自己を超越することへの激しい欲求なのです。この欲求を失うことで、生きることの基本原則を忘れ、見せかけの、表面的な若さを追い求めるようになるのです。

人間の脳には無限の学習能力と適応能力があり、人類は遺伝子学的に言って、成長しながら老いるようにできています。成長を望まないのは、人間であることが何を意味するかを取り違えることです。成長を望まないのは、人生を存分に生きるという、神に与えられた使命を放棄することです。成長の逆を望むのは、生命とその生物学的誓約に反することなのです。

史上初めて65歳以上が人口の4分の1を占める瞬間に向けて、私たちは人間の生涯が持つあらゆる可能性を思い出し、自己を教育し直さなくてはなりません。若さを崇拝し、年齢を偽ることに必死になるあまり、私たちは、人生や老いを、成長や成就、充実や喜びの連続にしてくれる数々の発見を次々に無視してきました。

私の一番の関心は、老いの恐怖を取り除く科学的かつ実用的な情報を提供することにあります。老いの恐怖の原因は無知にあり、老化神話を正当化できないのと同じく、このような無知を見過ごすわけにはいきません。これまで解説してきた実験や臨床研究によれば、パート3のソマティック・エクササイズは、老化に関する古くからの迷信を覆すことができます。

このような逆転は、医師や病院や老人ホームからではなく、一人一人が自身への気づきを深め、自己調整しながら、自分の人生をコントロールすることを学ぶことから始まります。

人口の急激な高齢化により、テクノロジーが必要とするのはハードではなく、私たちがこれまで検討してきたような新しい「ソフト」です。このソフトとは、私たちの身体心理を内側から制御する方法を教えてくれるソマティック・テクノロジーのことです。ソマティック・エクササイズは、「頭」で理解するものではなく、心と身体で学ぶ、いわばソフト・テクノロジーです。

現代はソフトウェアの時代であり、機械そのものよりも、プログラムが重要です。コンピューターは、プログラムがなければ役に立ちません。人工知脳の謎を解くのは、それにふさわしいコンピューター言語のプログラミングです。

それとまったく同じように、人間の中枢神経の謎を解き、生涯それを維持する鍵は、ソマティックな実践にふさわしいメソッドと理解です。それにより感覚運動健忘《センサリーモーターアムネジア》を克服し回避することが可能になるだけでなく、生産力と満足感と誇りが尽きることのない身体と人生を得ることが可能になります。

まず何よりも、私たちが取り戻さなくてはならないのは、**老いの誇り**です。老いることに幸せを感じ、老いの兆しを味わい、どう老いていくかを楽しむことです。すべての人は、願いが成就するのを楽しみにして老いを待つよう心掛けるべきです。もし私たちが若さから何かを学ぶとしたら、まさにこのことです。なぜなら若々しさの奥にある本質は、幸せと願いが実現するのを待ち焦がれることだからです。

これが、誕生から成熟、そして死に至るまで持ち続けなくてはならない姿勢です。なぜなら、最高の人生を思い描き、それを実現するソマティックな基本技術を身に付けるという姿勢は、ポジティブだからです。そのような姿勢と技術があれば、まったく違う高齢者人口を生みだすことになるでしょう。老年学的に見て最も驚くべき事象は、人口の高齢化ではなく、高齢者の姿勢と彼らの業績が変化することであると私は固く信じています。

技量を身に付け、有能で、思慮分別があり、賢明で、見識があり、物事を貫徹し達成する力を持った高齢者が人口の大部分を占めるようになる可能性は十分にあります。経験、技術、知識の豊富な人々が、最も信頼できるリーダーとなり、素晴らしい能力を発揮する人材の宝庫となるのは、少し考えただけでわかります。そして、長年の苦しみである感覚運動健忘を防ぐ手段と、老いを誇りとするポジティブな期待を持てば、こうした現象が実現する可能性は高いと私は考えています。人間の脳には無限の能力があるので、成熟した人々の人生には、ひとたび内面的な作用を制御する適応力を身に付ければ、このような変化が訪れることでしょう。

人生が冒険であるように、老いもまた冒険です。

実際、一人一人の一生は大冒険です。集まれば、さらに大きな冒険、果てしない宇宙を巡りながら、青と緑の惑星で進化する社会の一生です。人類は変化しています。今この瞬間にも、その変化はスピードを上げ、スリルと可能性で勢いづいています。まさに、勢いを増した急流が、私たちを真っ逆さまに未来へ押し流すかのように感じられます。

この大きな変化の時代が素晴らしいものになることを望み、それを実現するつもりで生きていかなければなりません。自分の思い描く未来を実現しなくてはなりません。人間の自由はそのためにあります。老化という神話は、途中で別の、もっと輝かしい神話に取って代わるでしょう。

誰もが皆、心の奥底で神話を生きるのならば、古い神話の灰から新しい神話が誕生するでしょう。

生命とは永遠に変化しながら成長し広がっていくという神話です。

PART3

ソマティック・エクササイズ プログラム

ソマティック・エクササイズは、特に中年期以降に起こる感覚運動健忘の影響を軽減するエクササイズです。このエクササイズは、イスラエルの科学者モーシェ・フェルデンクライス博士の独創的な手法に基づいています。１９７５年、私は米国で初めてフェルデンクライスのトレーニングを主宰しました。以来、彼の、身体を再教育する画期的な手法は、世界中に広まっています。

このプログラムは、身体を鍛えるエクササイズではなく、ソマティック・エクササイズです。筋肉を内側から制御するために、脳の感覚運動領域を変化させる独特な手法を用います。身体だけでなく、脳のエクササイズなので、意識を使って、動きを練習することが大切です。

このプログラムは、感覚運動健忘が生じる領域を中心に、段階的に、少しずつ進みます。最初の４つのレッスンで、重心をとる身体の中心部の感覚と動きを練習します。その次の二つのレッスンでは、身体の末梢である、脚と腕と首を使います。最後の二つのレッスンでは、感覚運動健忘の影響を受けやすい二つの機能、呼吸と歩行を重点的に練習します。

第13章
ソマティック・エクササイズを最大限に生かす方法

ソマティック・エクササイズで**最も重要なことは、中枢神経系を変化させることにより、筋肉系を変えるという点**です。この留意点を押さえておかないと、効果は薄くなります。ソマティック・エクササイズの8つのレッスンの効果を最大限に高めるために、以下のことに従ってください。

1　感覚運動健忘の特徴と、それがいかにして脳内で起こるのか、身体のどの部分で起こるのか、パート2を読みながら復習してください。

ソマティック・エクササイズの効果を維持するには、脳と身体、そして、それらがストレスやトラウマによってどのような影響を受けるのかを理解しなくてはなりません。身体がリラックスして柔軟になると、ほとんどの人は、ムーブメントで初めて体験する効果を魔法のようだと感じます。しかし、「本当」の魔法は、その柔軟性を維持し、高める方法を身に付けることで起こります。

内側を感受し制御する力がついてきたら、本書の別の章に書かれている情報を時々読み返してください。自分の身体のことを理解すれば理解するほど、特定の段落や章が意味していることがもっとわかるようになります。そして、自分の身体のことを理解すればするほど、このエクササイズを通して、自分自身のこともわかってきます。

2 ソマティック・エクササイズで、一番大事なことは内側の感覚に意識を向けることです。

ムーブメントは、身体が、感覚運動健忘《センサリーモーターアムネジア》に最も影響を受けやすい部分に重点を置いています。エクササイズを行う時は、その部分の動きを制御するために、その動きから生じる微細な感覚の気づきに集中してください。

そのために、ひとつひとつのムーブメントのやり方のすぐ後に、それぞれの動きの感じ方を示しています。そのように練習すると、ムーブメントから生まれる感覚フィードバックをどのように感じればよいかがわかります。

3 ソマティック・エクササイズは、敷物かマットを敷き、動きやすい服装で、集中できる場所で行うことが理想です。

敷物やマットは身体をしっかりと支える快適なものにしてください。それにより、より正確に、動いたり、感じたりすることができます。動くことや筋力が限られている方は、ベッドの中でソマティック・エクササイズを行うこともできます。マットレスは硬い方が効果的にエクササイズできます。できるだけ敷物やマットの上で動いてください。

ソマティック・エクササイズの目的は、収縮した筋肉を緩め、身体をほぐすことです。したがってエクササイズをする時、締め付ける服を着ては意味がありません。一方で、トレーニングウェアを着る必要もありません。ソマティック・エクササイズで汗をかくほど動くことはありません。

最後に、家の中で、邪魔されたり、気が散るような場所は避けてください。ムーブメントと身体の感覚を感じることに集中しなくてはなりません。したがって、テレビが付いていたり、音楽がかかっている部屋は、学習の妨げになります。鏡があると、自分の姿勢を正確に確認することができますが、**実際には誤り**です。目で見るよりも、あなたの感覚運動システムを通して、動きを把握することが大切です。

集中力を保つには、ソマティック・エクササイズのやり方を声に出して読んでもらうのもひとつの方法です。そうすれば、本を読むために中断しなくて済みます。テープレコーダーをお持ちであれば、ちょうど良い速さでレッスンを録音すると便利です。

4　常にゆっくりと動いてください。

ゆっくり動くと、脳は、身体の中で起こっているさまざまなことを認識することができます。スローモーション映像は、運動選手が動きやプレーの細部を研究することができるので、スポーツトレーニングには不可欠です。内側の感覚を意識する時も、それと同じことが言えます。**ゆっくり動けば動くほど、より多くのことに気づくことができます。**

また、エクササイズを始めた時点で、身体の変化を感じるようになりますが、自分が何をしているのか完全に理解するまで、そして楽に心地良く動けるようになるまで、次に進まないようにしてください。次に進む前に、各レッスンを少なくとも一回は繰り返すと良いでしょう。ソマティック・エクササイズは、進歩のレベルに合わせて進むよう考えられているため、成果が出るかどうかは、前段階のムーブメントを習得したかどうかにかかっています。そのようにして練習すれば習得したことは定着し、日常の動きの一部になります。

5　常に優しく、最小限に動いてください。

繰り返しますが、それにより、脳は正確に整理された感覚フィードバックを受け取ることができます。柔軟体操のように無理に引っ張ると、脳は、制御の学び直しとは関係のない感覚フィードバックを受け取り混乱してしまいます。動かしすぎてソマティックな学習過程を台無しにするよりも、「ほとんど動いていない」と感じるくらいが良いです。

6 無理して動かないでください。

ソマティック・エクササイズは感受性と制御する力を維持するためのものです。しかし、脳が筋肉の動かし方を学習するまでは、どれほど力を入れて頑張っても、不随意な収縮を解くことはできません。無理して動かすのは、筋肉トレーニングの古い慣習があるからで、そのやり方では、感覚運動健忘を解消することはできません。不随意に収縮した筋肉を、無理して動かそうとすると、その筋肉は同じ力で抵抗します。筋肉はさらに強く収縮し、最終的には痙攣を起こします。

忘れないでください。もつれた紐をほどく時は、紐をよく見て優しく結び目をほどかなくてはなりません。無理矢理引っ張っても、結び目はさらにきつくなるだけです。

7 ソマティック・エクササイズは痛くありません。

ソマティック・エクササイズで行うムーブメントは、骨格筋の標準的な動きです。ゆっくりと優しく行えば、痛めることはありません。どこかを痛めるほどのエクササイズは、身体に悪いし、もちろん楽しくもありません。

身体が硬くて痛みがある人は、動かさないよう、筋肉をさらに硬くすることで防衛するため、事態はますます悪化します。人生はムーブメントであることを思い出してください。動かずにいられる人はいません。たとえば、呼吸の動きは、背骨に、自動的に一定の交互圧力をかけています。動かずにはいられないので、私たちは、解剖学、神経学上、必ず、最も安全な方向に動かなくてはなりません。ソマティック・エクササイズも、そのように考えられているのです。

すでに感覚運動健忘のある人、特に腰の筋肉に強度な収縮がある場合、その筋肉が初めて長く伸びた時に痛みを感じることがあります。それは起こりうることで、いったん、筋肉が長く伸び始めると、痛みは消えていきます。非常に激しい腰痛も、ソマティック・エクササイズを3日ほど行い、いったん、筋肉がリラックスして自然な長さに戻り、血液が筋肉繊維を循環すれば楽になります。

したがって、もしエクササイズで少しでも痛みを感じるようであれば、優しくゆっくりと動かしてください。決して無理に動かさないでください。あなたは今、普通の動かし方を身に付けようとしていることを心に留めておいてください。

明らかな支障があり、骨格筋が動かせない例外は多々あります。その場合は、医療のアドバイスに従ってください。医者は、通常であれば、ソマティック・エクササイズが適切に行われる限り、解剖学的には問題ないということを理解してくれます。

8　ねばり強く、忍耐強く、ポジティブでいてください。ソマティック・エクササイズは、脳を教育することで身体を変えます。学習したことは着実に定着します。根気強く練習すると決めてください。すぐに治る「特効薬」を求めるのではなく、心地良さ、可動域、姿勢、機能全般が真に変わることを忍耐強く求めてください。一番大切なことは、ポジティブな期待を抱き、自身のソマティックシステムができるだけ改善することを想像し、それを目指すことです。

解説：キャット・ストレッチ

身体制御を身に付けたら、ソマティック・エクササイズには次の段階があります。感覚運動制御の維持です。日々のストレスに晒され、覚えたことを忘れたり、記憶が薄れることなく、いつまでも変わることのない身体の習慣の一部として維持しなくてはなりません。

習得するには忍耐が必要ですが、維持するには、毎日ほんの少しの時間だけで、これまで学んだことを強化することができます。基本ムーブメントを短時間繰り返すことで、脳の感覚と運動の伝導路にやり方を思い出してもらいます。したがって、キャット・ストレッチは、ソマティック・エクササイズのなかでも、最も重要な要素で構成されています。「どのくらい続ければよいでしょうか？」とよく聞かれます。私の答えはこうです。「猫は何年間、起きて伸びをしなくてはいけませんか？」猫の答えは、人間と同じです。少なくとも1日1回、できれば起きた時に行ってください。

猫の筋肉と結合組織は、寝ている間に短くなり、目を覚ますと、元の長さに戻ります。ほとんどの動物は、筋肉の制御を最大限維持するために、起きたら伸びをします。私たちの筋肉と脳も、この点に関しては他の動物と同じです。したがって、あなたのムーブメントも、エクササイズではなく、猫と同じように、その日一日を心地良く過ごすための準備と考えてください。

起きた時に毎日5分のキャット・ストレッチをすると、脳が学習したことが強化されるので、感覚運動健忘になりません。寝る前の5分間に同じルーティンを繰り返す方が好きだという人もたくさんいます。このように、ムーブメントで脳をリフレッシュしてから寝ると、よりぐっすり眠れます。その日のストレスで筋肉が硬くなり疲れていたら、キャット・ストレッチで、自動的に筋肉の張りがほぐれます。

もしトラウマとなるような出来事（怪我や手術、個人的な悲しい体験など）に苦しんでいるなら、この後で紹介するソマティック・エクササイズの基本プログラムに戻ってください。ひとつひとつのレッスンを丁寧に練習し、トラウマによって生じる不随意の収縮を緩和していくようにしてください。その後で、キャット・ストレッチを行ってください。

キャット・ストレッチ

ソマティック・エクササイズは、ゆっくり、軽く、できるだけ意識しながら行います。リラックスして、猫のように行ってください。そうすれば、心地良さを感じることができます。ポージングややり方については（　）内のレッスンの該当箇所をご参照ください。

1　仰向けになり、腰をアーチに反らしてからフラットにします。息を吸いながら、アーチにして、息を吐きながら、下ろしてください。5回繰り返してください。（レッスン1：1B）

2　仰向けで、両膝を立て、頭の下で両手を組み、息を吐き、背中を平らにしながら、頭を上げてください。息を吸いながら、頭を下ろし、背中をアーチにします。約30秒以上かけて5回繰り返してください。（レッスン1：5A）

3　うつ伏せになり、右手の甲の上に左頬をのせ、頭、右手、右肘を上げ、同時に左足を上げてください。これを2回繰り返してください。反対側で同じことをしてください。上がる時に、ゆっくり息を吸ってください。下ろす時はゆっくり息を吐いてください。約30秒かけます。（レッスン1：2E、3E）

4
仰向けになり、右手を頭の下に置き左手で左脚を抱え、息を吐き背中を平らにしながら、頭と右肘を、左膝の方に上げてください。息を吸いながら頭を下ろし、背中をアーチにしてください。3回繰り返してください。反対側でも同じ動きを3回行ってください。約60秒かけます。（レッスン2：3A、4A）

5
仰向けになり、床の上で横に伸ばした腕を反対方向に回し、下向きに回す腕の方に、立てた両膝を下ろしてください。両膝とは反対方向に首を回し、背骨をひねってください。ゆったりのんびりと動いてください。そうすれば、伸びを感じることができます。30秒以上かけて6回繰り返してください。（レッスン4：8A）

6
仰向けになり、右の足部、脚、骨盤を内側と外側に、5回ひねります。肩を上げずに、背中の片側が、交互に、反って上がることに気づいてください。左側でも同じことを繰り返してください。両脚を同時に動かし、O脚とX脚を交互に5回ずつ繰り返してください。次に、両脚でスキーの動きを5回繰り返してください。約60秒かけて行ってください。（レッスン5：3A、6A、7A、7B）。

7
床に座り右手を左肩にのせ、両膝を左に向け、胴体を左に3回回してください。胴体を回したところで静止し、頭を右に回して、戻ってください。3回繰り返してください。頭と胴体をそれぞれ反対方向に3回回し、背骨をひねります。胴体を左に回したまま、顔を上に向けながら、目は床に向けてください。その反対も、3回ずつ繰り返してください。反対側でも同じことを繰り返してください。これに約60秒かけます。（レッスン6：1A、1B［両側］、3A［両側］、4A、4b［両側］）

第14章

ソマティック・エクササイズ[*1]

レッスン1　背中の伸筋を制御する

初めに、青信号反射で活性化する背中の筋肉を動かします。この反射が習慣化すると、産業化社会で最もありふれた病気、腰痛の原因になります。

痛みや疼痛が頻発する部分を動かすので、ゆっくり、気をつけながら、慎重に、小さな動きで始めてください。一通り終わったら、この動きを理解したかどうか確認し、意識しながら気持ち良く動けるように、もう一度、このレッスンを繰り返してください。

1 ポジション

仰向けになり、両膝を立ててください。

A ムーブメント

骨盤を何度か床に当ててから、尾骨を床に向けてください。そうすると、ベルトの位置で腰がアーチに反ります。

感じる

片手を背中の下に当てて、その部分がアーチに反ると、背骨の両側が収縮するのを感じてください。

B ムーブメント

次に、息を吸ってアーチを作り、息を吐きながら腰を床に下ろします。少しずつ可動域を広げてください。尾骨をしっかりと床に向けると、腰はアーチに反り、尾骨を少し上に向けると、腰はもっと下がります（この動きをゆっくりと優しく、約20回繰り返してください）。

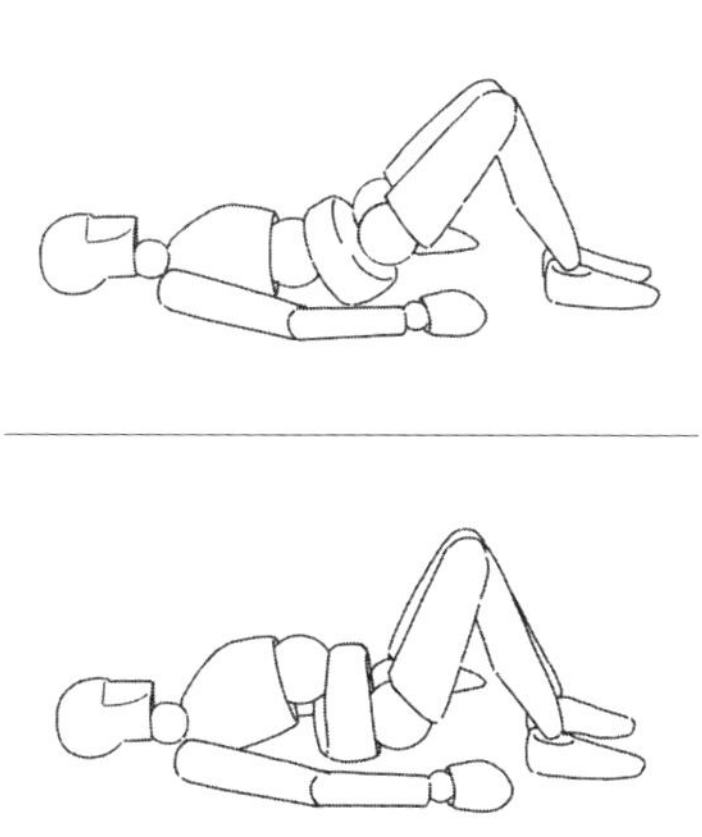

A

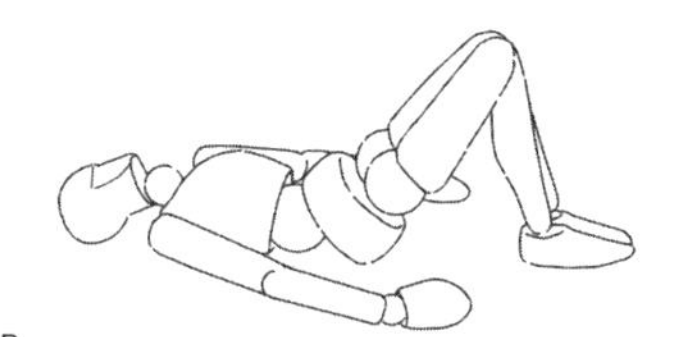

B

2

ポジション

うつ伏せになり、左の頬を右手の甲の上にのせ、左手を脇に伸ばしてください。

A

ムーブメント

ゆっくりと右肘を3回上げてください。

感じる

肩のどの筋肉が収縮しているか感じてください。

B

ムーブメント

右肩の後ろを見ながら、ゆっくりと頭を上げてください。

感じる

肩から、背骨右側、骨盤にかけての筋肉の収縮に気づいてください。

C

ムーブメント

右肩の後ろを見ながら、肘と手と頭を同時に上げてください。3回繰り返してください。

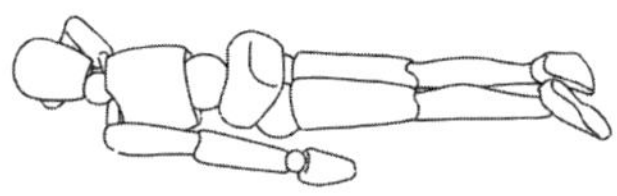

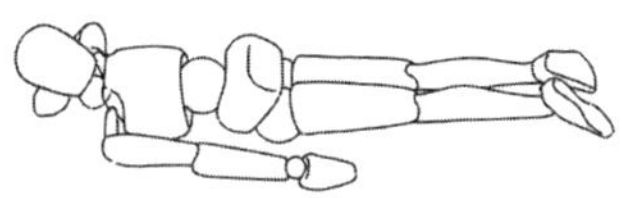

B

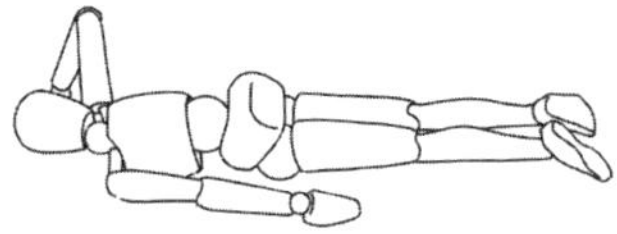

A

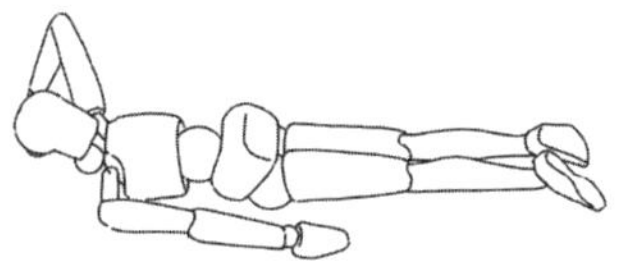

C

感じる

肩帯から背骨に沿って収縮し、左足を上げた時のように左のお尻まで収縮が広がることに気づいてください。

D

ムーブメント

次にこの動きを逆にして、左足を床から4〜5センチ、3回上げてください。

感じる

脳が左脚の重さとバランスを取るために、背骨右側と肩の筋肉を自動的に収縮させることに気づいてください。

E

ムーブメント

二つの動きを同時に行ってください。ゆっくり息を吸って、左足と右手と肘と頭を3回上げてください。

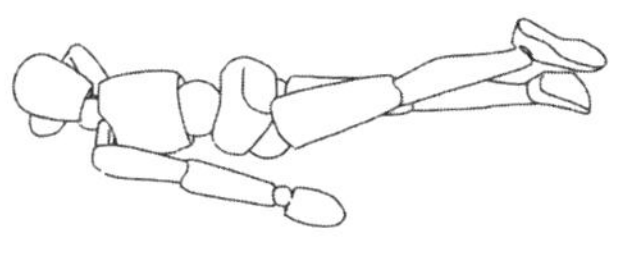

D

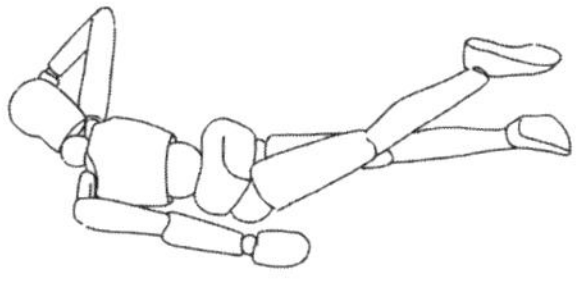

E

3
ポジション
次に頭を左に回し、左手の甲の上に右の頬をのせ、右手は脇に伸ばしてください。

ムーブメント
上記（2　ポジション）と同様に。

A　左肘を上げてください。3回繰り返してください。

B　左肩の後ろを見ながら、頭を上げてください。3回繰り返してください。

C　左肩の後ろを見ながら、頭と手と肩を上げてください。3回繰り返してください。

D　右足を4～5センチ上げてください。3回繰り返してください。

E　二つの動きを同時に行ってください。ゆっくり息を吸って、右足と左手と肘と頭を上げてください。3回繰り返してください。

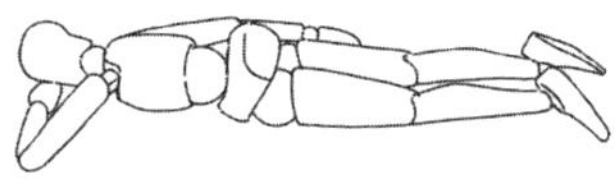

4

ポジション

うつ伏せのまま左手を右手の甲の上にのせ、額を左手の甲の上にのせてください。

A

ムーブメント

息を吸って、ゆっくりと、頭と目を上に向けてください。3回繰り返します。

感じる

背骨の両側からお尻にかけて、筋肉が収縮するのを感じてください。お腹を前に出し、頭を後ろに引き、ほとんどの人が真っ直ぐだと勘違いしている典型的な反り腰の姿勢を感じることになります。これが慢性的な腰痛を引き起こす青信号反射による姿勢の歪みです。

次の5つのムーブメントで、首、肩、背中、お尻、ハムストリング、各部分の筋肉の収縮に気づいてください。

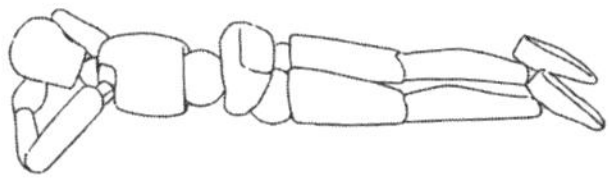

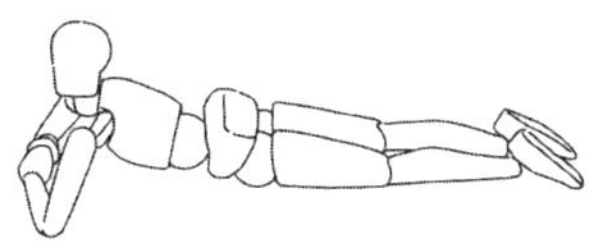

A

ムーブメント

B 息を吸って、右足を4~5センチ上げ、息を吐きながら下ろしてください。3回繰り返してください。

C 息を吸って、左足を4~5センチ上げ、息を吐きながら下ろしてください。3回繰り返してください。

D 息を吸って、右足と頭を同時に上げ、息を吐きながら下ろしてください。3回繰り返してください。

E 息を吸って、左足と頭を同時に上げ、息を吐きながら下ろしてください。3回繰り返してください。

F 息を吸って、一回だけ、ほんの少し両足と頭を上げてください。

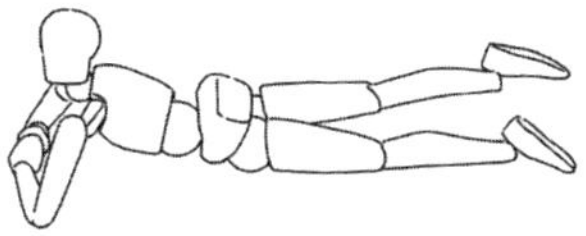

5

ポジション

もう一度仰向けになり、両膝を立ててください。両手を頭の後ろで組んでください。

A

ムーブメント

息を吸って、腰をアーチにしてください（尾骨を下に向けるとベルトラインが上がってくるのを思い出してください）。次に、息を吐いて、頭を上げながら、腰を床に付けてください。6回繰り返してください。

B

ムーブメント

両手両足を伸ばして、楽にしてください。

感じる

楽にしたまま、背中の感覚を感じてください。その感覚を身体の内側で感じたら、次に腰が床についているかどうか、腰の下に手を当てて触ってみてください。

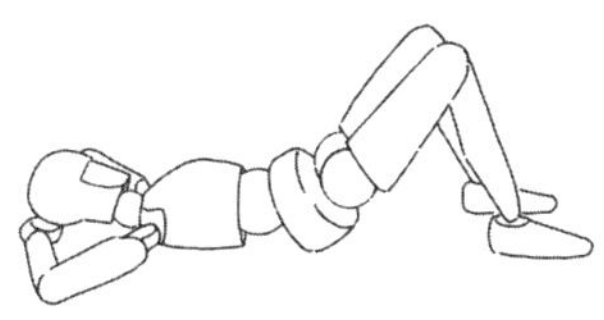

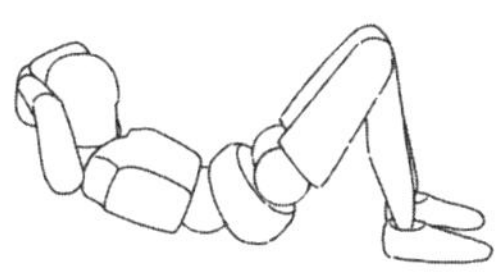

A

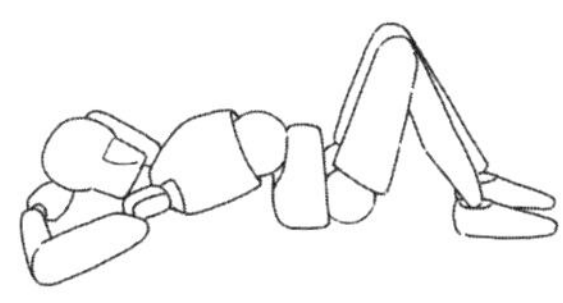

A

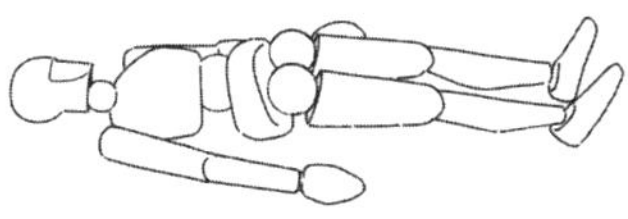

B

キャット・ストレッチ

すでに4つのムーブメントが、あなたがご自分のメンテナンスのために行う「キャット・ストレッチ」のルーティンになります。レッスン1の1Bと5Aでやったムーブメントが、「キャット・ストレッチ」の最初の二つのパートです。その次に、レッスン1の2Eと3Eが続きます。

レッスン2　お腹の屈筋を制御する

このレッスンは、**身体のお腹側の筋肉を屈曲させる、赤信号反射を抑えるための基本的なレッスン**です。この筋肉を制御できるようになると、その反対側の筋肉、背中の伸筋も制御することができます。屈筋は、伸筋を反対方向に引っ張ります。一方が作動筋、もう一方は拮抗筋です。この両者が同時に収縮すると、いわゆる「ダークバイス」という、体幹全体が締め付けられ、呼吸は浅くなり、脈や血圧の乱れに直接関わる状態になります。

右膝の方に頭を上げる動きが終わったら、右の骨盤と肩甲骨がマットに触れる感覚が変わっていることに気づいてください。レッスン2全体を通して、感覚フィードバックを意識することが求められます。これは、筋肉の動きを制御するのと同じくらい大切です。感覚学習と運動学習は相伴います。

このレッスンの最後に、ボディ・イメージトレーニングを行ってください。感覚運動健忘《センサリーモーターアムネジア》が、いかにして歪んだボディ・イメージを作り出すのか、はっきりとわかります。自分では背筋を伸ばして座っていると思っても、実際には、反り腰になっているかもしれません。背中の筋肉がリラックスして、実際に真っ直ぐになると、初めは前のめりになっていると感じるかもしれません。レッスン2のこの段階で、身体が実際に姿勢を立て直すのがわかるはずです。

1　ポジション

仰向けになり、両膝を立ててください。左手を恥骨の上に置き、右手を胸の下に置いてください（恥骨から胸の中央までが腹直筋です）。

A　ムーブメント

息を吸って、骨盤を尾骨の方に傾けて、ゆっくりと腰をアーチに反らしてください。次に、息を吐きながら、腰を平らにしてください。6回繰り返してください。

感じる

腰を平らにして床につけると、腹筋がどのように収縮するか、手で触って感じてください。怖れや不安の感情で腹筋は収縮します。これは赤信号反射です。

B　ムーブメント

右手を頭の下に置き、息を吸いながら、先ほどと

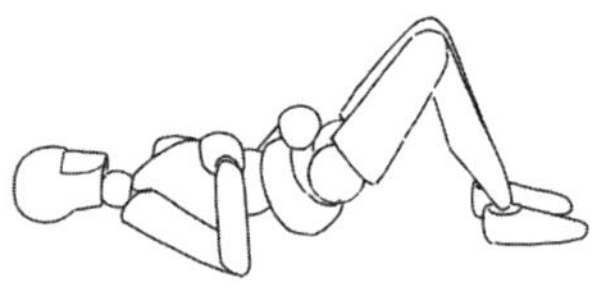

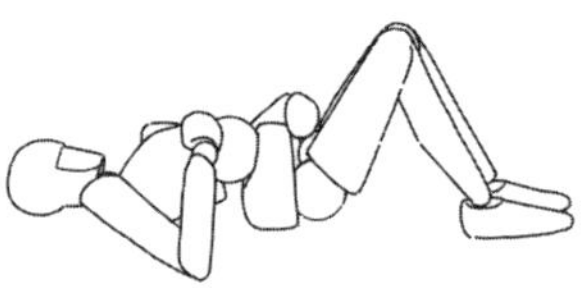

A

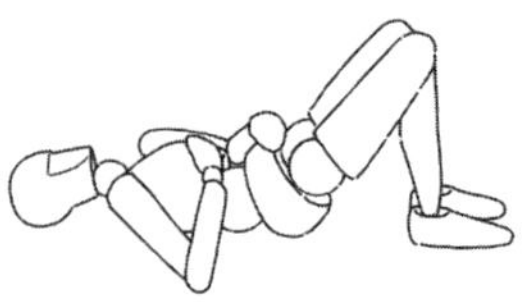

A

同じように背中をアーチに反らしてください。次に、息を吐きながら、右手で頭を上げ、腰を平らにして床にぴったりつけながら腹筋を収縮させます。6回繰り返してください。

感じる

頭を上げると、腹筋がさらに収縮するのを、左手で感じてください。

C

ムーブメント

次に右膝を左手で抱えながら上げてください。先ほどと同じ動きを続けますが、今度は、息を吐きながら、背中を平らにして、頭を上げ、右膝を右肘の方に、右肘を右膝の方に向けてください。6回繰り返してください。

感じる

背中が床につくほど、肘を膝の方に寄せるのが簡単になることに気づいてください。背中の筋肉はさらにほぐれます。

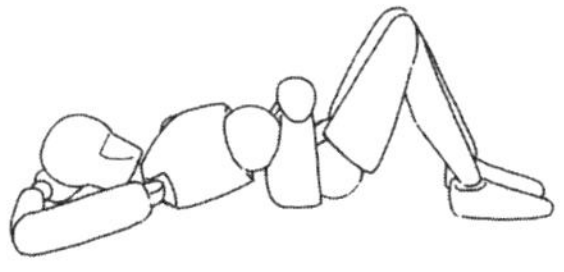

B

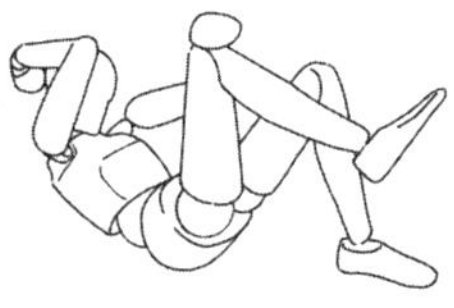

C

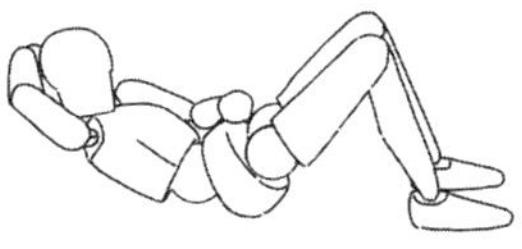

B

両手両足を伸ばし楽にして、胴体の右肩から右腰にかけてどのような感じか気づいてください。

2

ポジション

仰向けになり、両膝を立ててください。

A

ムーブメント

もう一度ゆっくりと息を吸いながら腰をアーチに反らし、次に、息を吐きながら、腰を平らにしてください。

B

ムーブメント

左手を頭の下に置いて、左膝を右手で抱えながら上げてください。次に、息を吐きながら腰を下ろし、同時に、頭と肘を左膝の方に向けながら、左膝を左肘の方に寄せてください。6回繰り返してください。

感じる

腰のくびれの部分が下がれば下がるほど、頭と肘が膝に近づくことに気づいてください。背中はさらにほぐれます。

静止して、両手両足を伸ばし楽にしてください。

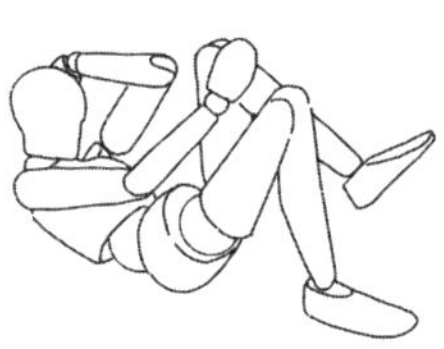

B

3

ポジション

両膝を立て仰向けになり、右手を頭の下に置いてください。次に左手で左膝を抱えてください。

A

ムーブメント

息を吸って、ゆっくりと腰をアーチに反らし、息を吐きながら、腰を平らにしながら、頭と右肘を左膝に向けて上げます。同時に左膝を右肘と顔の方に寄せてください。6回繰り返してください。

感じる

頭と右肘が、少し左に向くことに気づいてください。また、背中が丸くなるほど、右肘が左膝に近づくのを感じてください。背中の筋肉はさらにほぐれ、柔軟になります。別の言い方をすれば、背中の筋肉をもう一度意識的に制御する方法を思い出しています。

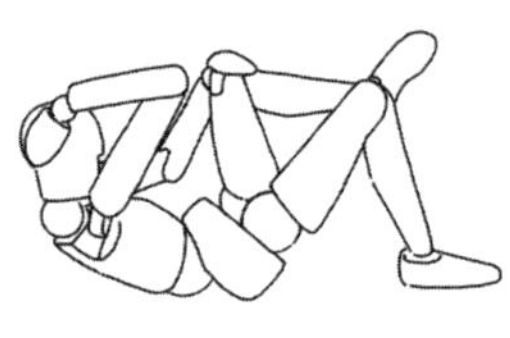

A

4　**ポジション**

左手を頭の下に当て、右手で右膝を抱えてください。

A　**ムーブメント**

息を吸って、腰をアーチに反らしてください。次に、息を吐きながら、頭と左肘を右膝の方に向けて上げ、同時に膝を左肘と顔の方に寄せてください。6回繰り返してください。

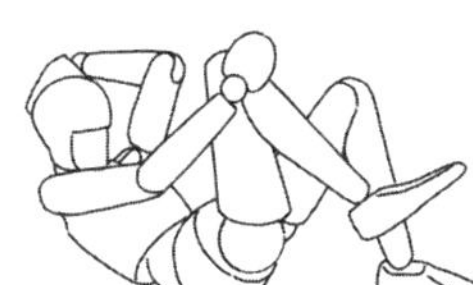

A

5

ポジション

両手を頭の下で組んでください。

A

ムーブメント

息を吸って腰をアーチに反らし、次に息を吐いて背中を平らにしながら、頭を上げてください。3回繰り返してください。

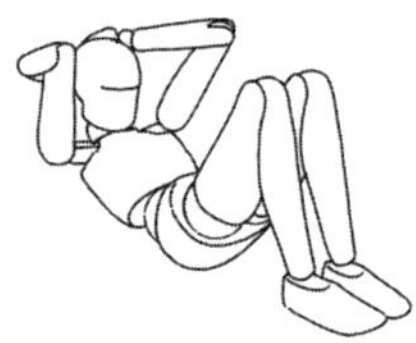

A

6

ポジション

両手を頭の下に置いたまま、両膝をお腹の方に寄せて、バランスをとってください。

A　ムーブメント

息を吸って腰をアーチに反らしてください。次に息を吐いて、背中を平らにしながら両手で頭を上げ、両肘を両膝の方に向けてください。もしできたら、両膝を両肘の方に寄せてください。

両手両足を伸ばして、休んでください。

感じる

胸の中央から、恥骨と両脚にかけて、どのような感じがするか気づいてください。静かに息を吸いながら、完全に力を抜いて、下腹部を自然に膨らませてください。そうすれば、呼吸が深くなります。

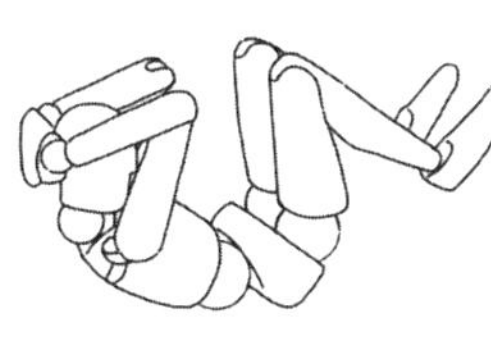

A

ボディ・イメージトレーニング

レッスン2を繰り返し練習し、腰がよりリラックスして、平らになったら、同じ動きを座って練習してください。慢性的な腰痛が何年も続いているなら、すでに、腰の骨の両側の筋肉は収縮し、反り腰になっているかもしれません。

その状態が慢性化している人がボディ・イメージトレーニングを行うと、本来は椎骨で体重を支えながら腰を立ててリラックスできることを、感覚運動健忘のせいで忘れていたと気づくでしょう。

感覚運動健忘でボディ・イメージが歪んでいるので、背中がリラックスして平らになり、頭が重心の真ん中に来ると、まるで

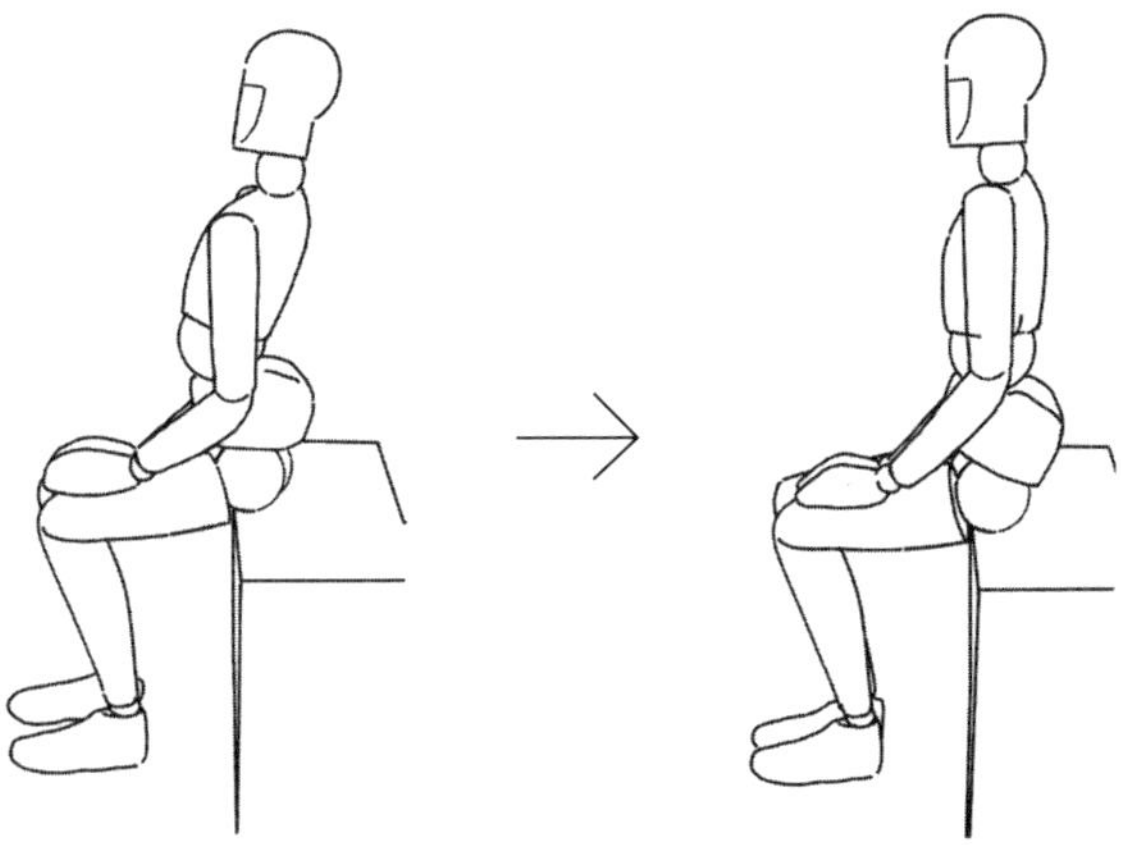

図 25a
歪んだボディイメージ：反り腰が真っ直ぐだと感じる

倒れてしまうほど前のめりになっていると感じます。あまりにも長い間、不自然な（しかも落ち着かない！）姿勢だったので、反り腰で腰の筋肉が収縮し、絶えず痛みがあっても、それが「普通」だと感じるようになってしまったのです。

したがって、背中がリラックスし始め、体幹上部が、再び、ストレスのない自然な姿勢に戻ると、最初は「不自然」に感じます。これは、1週間程度で消えていく一時的な体験で、その後は、リラックスした姿勢が普通に感じられるようになります。

感覚運動健忘によって生じるボディ・イメージの歪みは必ず修正しなくてはいけません。それをしなければ、腰の筋肉の慢性的な収縮を楽にする方法を学んでも、それだけで、背中を真っ直ぐにして楽に座るこ

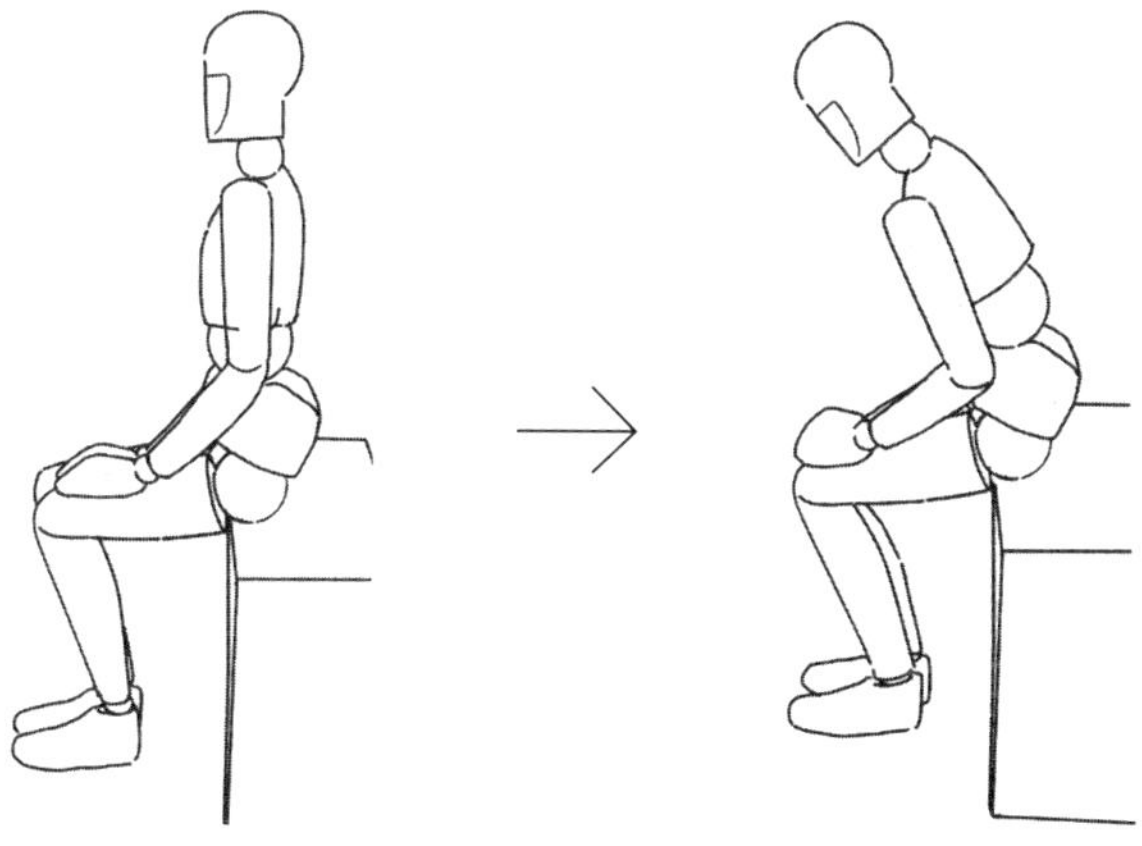

図 25b
真っ直ぐの背中が「前かがみ」と感じる

とはできないし、座り方の習慣を変えることもできません。

私はクライアントに、鏡の前で横向きに座ってもらい、目を閉じた状態で、腰の力を抜きながら平らにする練習をしてもらいます。クライアントが、背中が楽になったと感じる時は、異常なほど「前のめり」に座っていると感じます。

しかし、目を開けて鏡に映る自分の姿を見てもらうと、背筋は真っ直ぐに伸び、しかもお腹が平らになっていることに気づいて驚きます。この鏡のテクニックを利用してください。これは簡単にできて面白いバイオフィードバックです。

内側で感じる背中の位置感覚と、視覚的な背中の位置感覚が互いに一致すると、座り方は永久に変わります。痛みも疲れも感じずに、何時間も座ることができるようになります。なぜなら、背骨が体幹を支える垂直な柱になるからです。鏡で見ればわかります！　新しいボディ・イメージに慣れることが大切です。

そして、背がもっと高くなります。なぜでしょう？　直線は曲線よりも長いからです！

キャット・ストレッチ

さらに二つのムーブメント、レッスン2：3Aと4Aが、あなたの「キャット・ストレッチ」のルーティンになります。

レッスン3　ウエストの筋肉を制御する

あなたのウエストが高い位置にあるなら、この動きでウエストの位置は見るからに低くなります。胴体が一方に傾きがちな人は、レッスン3で、真っ直ぐになるでしょう。右半身のムーブメントを終えたら、右半身に生じる長さの感覚を敏感に感じてください。また、息を吸う時に、ウエストが前よりも動いていると気づくかもしれません。あなたのソマティックな自己認識は高まり、そのような感覚を知覚することで、身体の中で起こっていることを、より観察することができるようになります。

1

ポジション

左半身を下にして横向きになり、両膝を揃え、直角に曲げてください。床の上で左腕を伸ばし、クッションのように、左耳をのせてください。右手を頭頂部の方へ伸ばし、手の平を左の耳に当ててください。

A

ムーブメント

息を吸って、とてもゆっくりと、右腕で頭を上げてください。息を吐きながら、ゆっくりと戻してください。3回繰り返してください。

B

ムーブメント

息を吸って、右膝を内旋させながら（上げません）、ゆっくりと膝から足首までの右下腿を上げてください。息を吐きながら、ゆっくりと下ろしてください。右の腰骨を脇の下に寄せるつもりでやってみてください。3回繰り返してください。

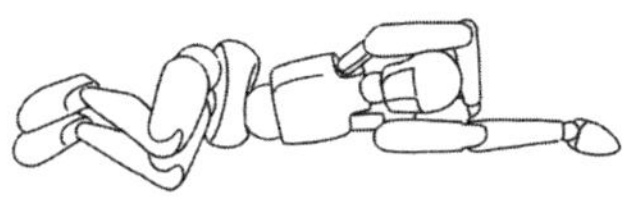

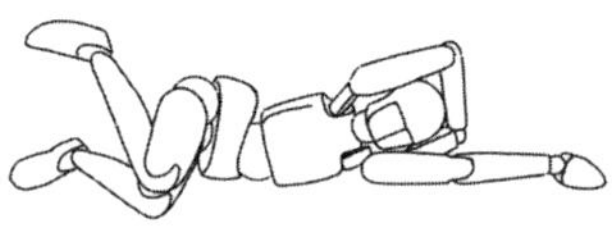

B

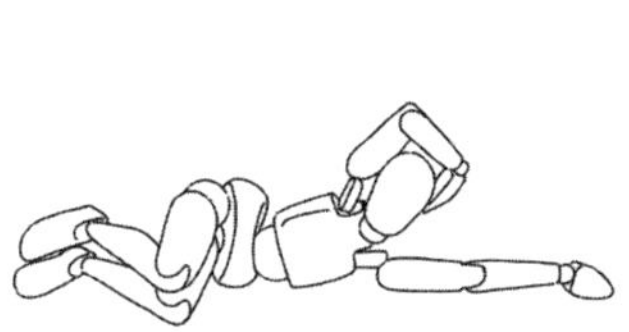

A

C　ムーブメント

息を吸って、とてもゆっくりと頭と右下腿を上げてください。息を吐きながら、同時に両方を下ろしてください。右脇の下を右の腰骨に寄せるつもりでやってみてください。3回繰り返してください。

仰向けになって、両腕を伸ばし、1分間休んでください。

感じる

休みながら、身体の中心部を感じてください。左半身と右半身の違いはわかりますか？

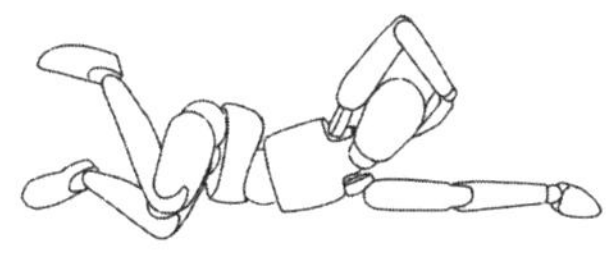

C

2

ポジション

右半身を下にして横向きになり、両膝を揃え、直角に曲げてください。床の上で右腕を伸ばし、クッションのように右耳をのせてください。左腕は頭頂部の方へ伸ばし、その手の平を右耳に当ててください。

A

ムーブメント

息を吸って、とてもゆっくりと、楽に上がる所まで、左腕で頭を上げてください。3回繰り返します。右側よりも簡単ですか？　それとも難しいですか？

B

ムーブメント

息を吸って、とてもゆっくりと、楽に上がる所まで、左足を上げてください。膝は上げずに、内に回してください。左腰が収縮し、左肩に近づきます。息を吐きながら、ゆっくりと下ろしてくださ

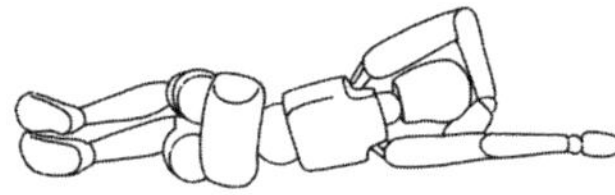

い。3回繰り返してください。

C ムーブメント

息を吸って、とてもゆっくりと、頭と左足を、楽に上がる所まで上げてください。次に、息を吐きながら、ゆっくりと下ろしてください。左腰骨を左の脇の下のくぼみにはめるつもりでやってみてください。

仰向けになり、両手両足を楽にしてください。

3 ポジション

仰向けになり、足を少し開いてください。次に、床の上で両腕を頭の方に伸ばし、肩幅より広めに開きます。マットの上で大きなXの形になり、右腕から左脚、左腕から右脚にかけて直線ラインができます。

A ムーブメント

床の上で踵を伸ばし、右脚をゆっくりと長く伸ばしてください。

B ムーブメント

右脚を楽にして、ゆっくりと、マットの上で左腕を長く伸ばしてください。この脚と腕のムーブメントを10回繰り返してください。

感じる

右脚と左腕を交互に伸ばすと、ウエストと胸郭が両側で代わる代わる動くことに気づいてください。

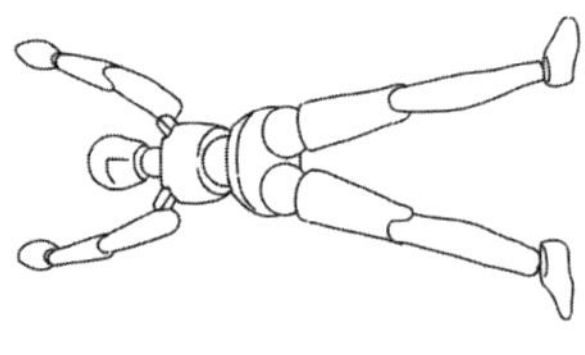

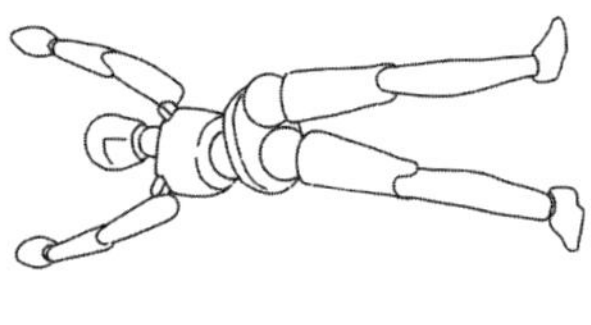

A

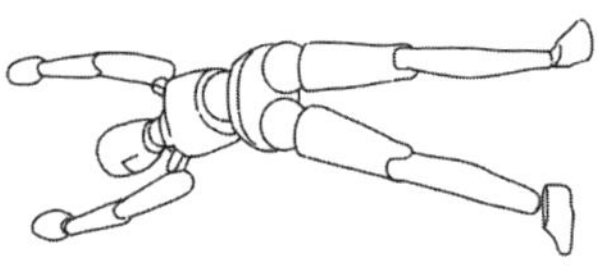

B

ウエストと胸郭が楽に動くようになるほど、腕や脚を遠くまで伸ばせるのを感じてください。ウエストが硬いと、自動的に、歩く時の脚の動きや腕振りが小さくなるとわかります。

静止して、楽にしてください。そうすれば、右脚を左脚、左腕と左胸郭を右側と比べることができます。

C　ムーブメント

床の上で踵を伸ばしながら、ゆっくりと、左脚を長く伸ばしてください。

D　ムーブメント

左脚を楽にして、右腕をゆっくり長く伸ばしてください。この脚と腕のムーブメントを10回繰り返してください。

楽にして、右側と左側が同じになってくる感覚に気づいてください。

E　ムーブメント

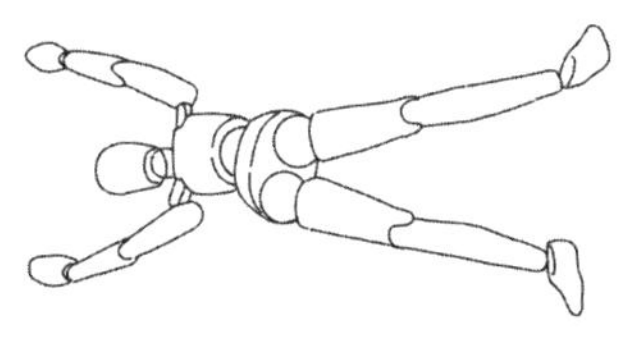

C

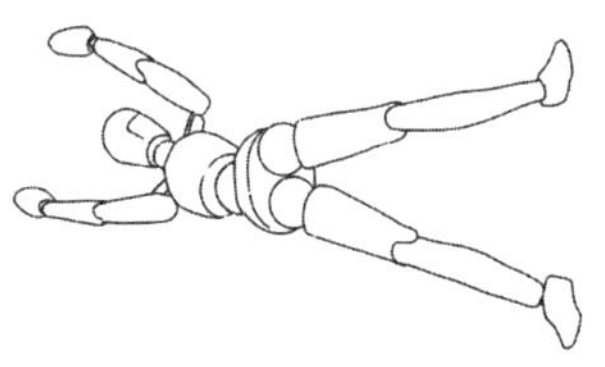

D

次に、この4方向のムーブメントを組み合わせ、1周してください。左腕を伸ばしたら、緩めてください。右脚を伸ばしたら、緩めてください。左脚を伸ばしたら、緩めてください。右腕を伸ばしたら、緩めてください。左腕を伸ばしたら、緩めてください。次に右脚、左脚、右腕……と、この4方向1周を10回繰り返してください。

静止して、楽にしてください。前のレッスンで身体のお腹側と背中側の筋肉について学び、さらに、身体の側面の筋肉を動かし感じる力も身に付いてきました。これで、次のレッスンの準備が整いました。次は、この筋肉すべてを使って、身体を回すレッスンです。

レッスン4　体幹の回旋に関わる筋肉を制御する

このソマティック・エクササイズでは、身体の中心部の三つの領域、背中の仲筋、腹部の屈筋、ウエストの側筋で養われつつある感受性と柔軟性を最大限に活用します。

このレッスンで背骨をひねると、三つの筋肉群すべてが同時に長く伸びるのを、感覚と運動の神経路を通して体験することになります。骨盤だけでなく、背骨全体と胸郭の動きも楽になります。これらの領域を自由に動かすことができるようになると、体は自然に整います。たとえば、赤信号反射の影響で下がってしまった胸はリラックスすると、上に挙がって広がります。

神経筋トレーニングがこの段階になると、このムーブメントは、猫が伸びをする時の動きと似ているのがわかるでしょう。体幹が楽に伸びれば伸びるほど、格別な気持ち良さを感じるようになるでしょう。

このレッスンは、両腕と両脚を反対方向に回旋する、簡単な動きで終わります。後で、この動きをキャット・ストレッチに追加することができます。この動きは、背骨をひねる動きで、それにより体幹を最大限に伸ばすことができます。両膝を一方に倒し、その反対方向に頭を回し、手ぬぐいを絞るように、一方が時計回り、もう一方は反時計回りに、全身をひねります。レッスン8で学ぶように、楽に歩くためには、このひねりをマスターしなくてはなりません。

1 ポジション

仰向けになり、両膝を立ててください。

A ムーブメント

左脚を右脚に組んでください。次に、息を吐きながら、ゆっくりと、両脚を左側に自然に止まるまで傾けてください。次に息を吸いながら、ゆっくりと垂直に戻してください。次にもう一度息を吐きながら、両脚をゆっくりと左に傾けてください。これを10回繰り返してください。右肩は床につけたまま、両脚が左に傾く時、肩が上がらないよう気をつけてください。

両手両足を伸ばし、休んでください。

感じる

右腰と右脚の感覚を左側と比べてみてください。

右胸が、左側より広がったかどうか気づいてください。

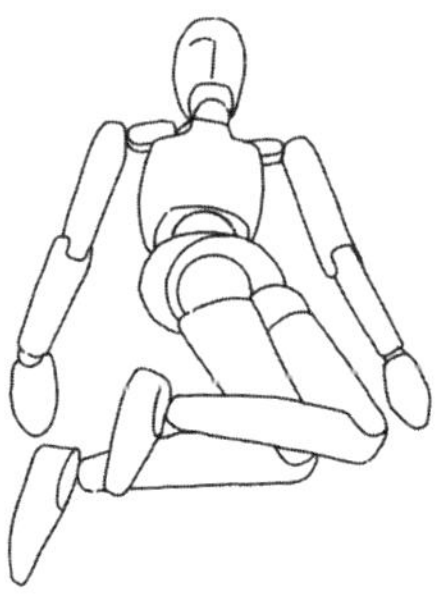

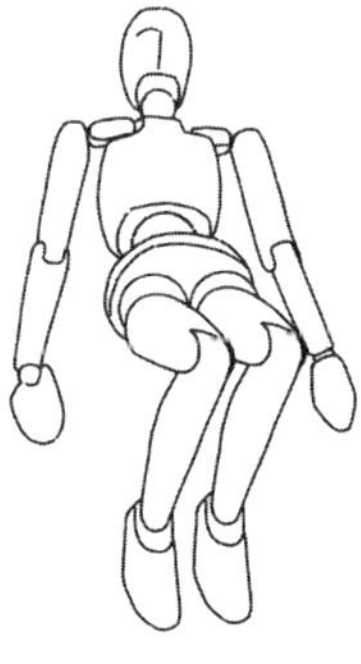

A

2　ポジション

仰向けのまま両膝を立ててください。両手を上げ、肘を真っ直ぐに伸ばして、両手の平をしっかりと合わせてください。両腕で尖塔の形を作ります。次の動きで、肘が曲がったり、両手の平がずれたりしないよう気を付けてください。両膝は立てたままです。

A　ムーブメント

息を吸ってください。次に、息を吐きながら、ゆっくりと、両腕を楽に動く範囲で右に傾けてください。目と頭も右に回してください。次に、息を吸いながら、ゆっくりと、両腕を垂直に戻してください。次に、息を吐きながらもう一度、両腕を右に傾けてください。この動きを5回繰り返してください。

両手両足を伸ばして、休んでください。

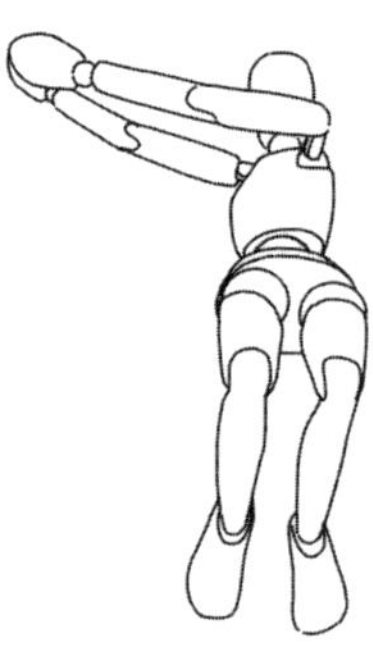

A

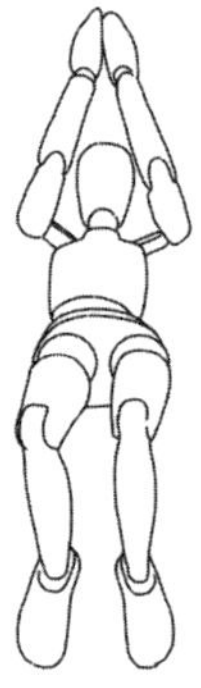

B　ムーブメント

次に、もう一度、左脚を右脚に組み（両腕は脇にあります）、息を吐きながら、両脚を左に傾けてください。この時、頭を右に回し、両膝を倒しながら、床の上で腕を頭の方へ伸ばしてください。息を吸いながら、両脚を垂直に戻してください。次に、息を吐きながら、頭を回し、腕を伸ばしながら、両脚を倒してください。これを5回繰り返してください。

感じる

2回目の方が両脚を倒すのは簡単ですか？　もっと遠くまで倒れますか？　どのように上半身を右にひねり、下半身を左にひねるか考えてみてください。あなたの身体はらせんを描きながら長く伸びています。

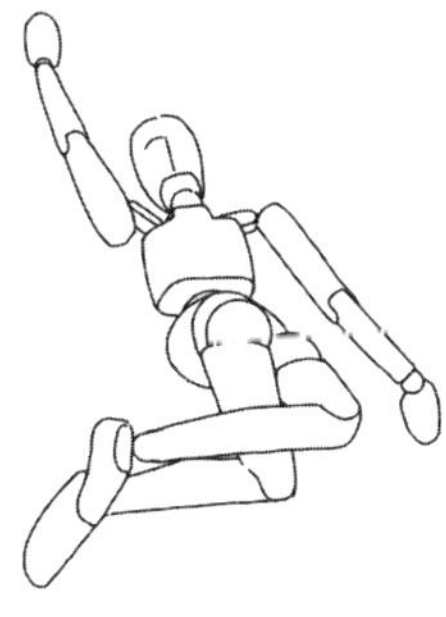

B

3

ポジション

仰向けで、両腕を脇に伸ばしたまま、両膝を立ててください。今度は、右脚を左脚に組んでください。

A

ムーブメント

息を吐きながら、両脚をゆっくりと右側に傾けてください。次に、息を吸いながら、垂直に戻してください。次に、もう一度息を吐きながら、両脚を右に傾けてください。頭を左に回し、床の上で左腕を頭の方へ伸ばしてください。10回繰り返してください。

感じる

頭を回すことで、頚椎が左に回旋するので、体幹中心部の背骨と肋骨をひねる空間ができ、らせんを作りやすくなります。

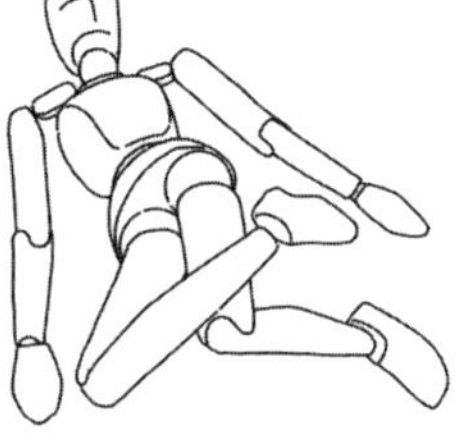

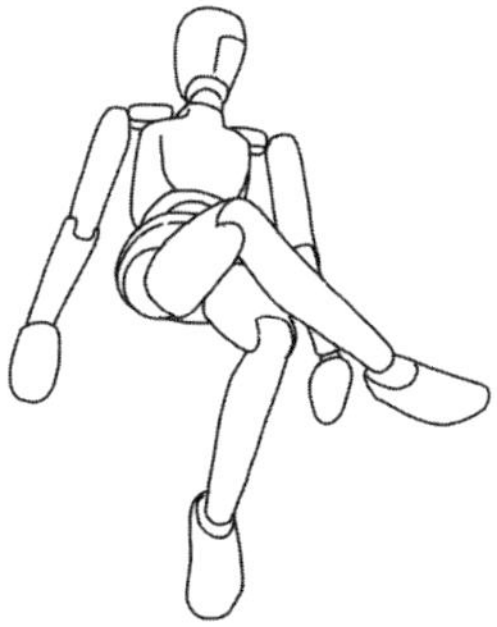

A

4

ポジション

両手を真っ直ぐ上に上げ、肘を伸ばし、両手の平をしっかりと合わせて尖塔の形を作ってください。両膝は垂直に立てています。

A

ムーブメント

息を吐きながら、両腕をゆっくりと左側に倒します。息を吸いながら、両腕を垂直に戻します。肘と手はそのままの状態をキープしてください。5回繰り返してください。

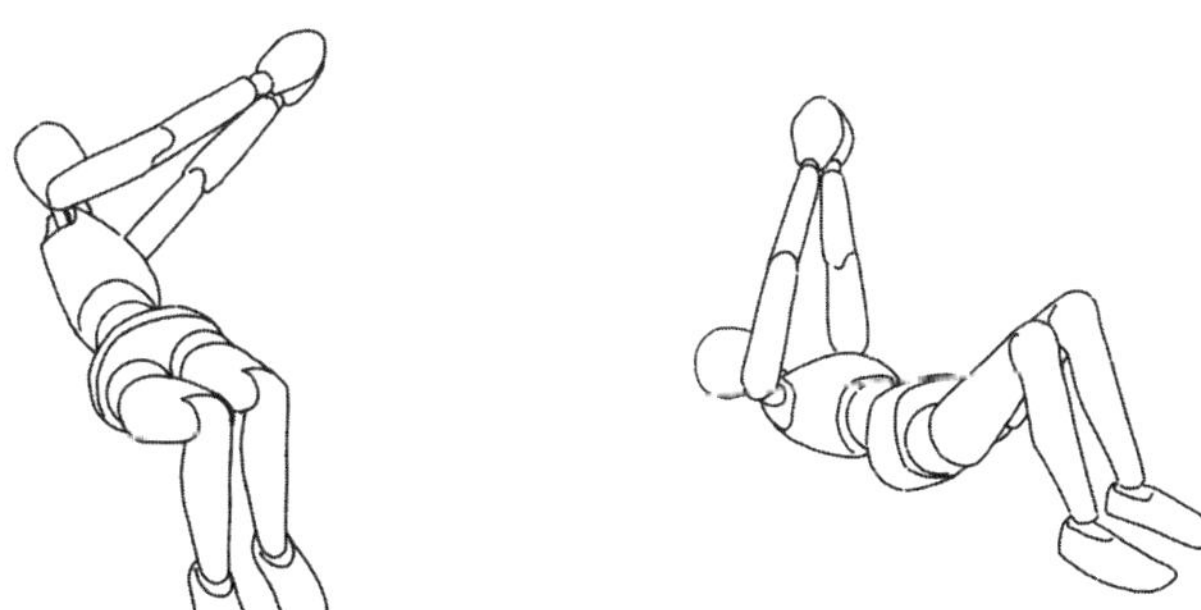

A

5

ポジション

もう一度、右脚を左脚に組んでください。

A

ムーブメント

息を吐きながら、ゆっくりと、両脚を右側に傾けてください。同時に頭は左に、左腕をマットの上で開いてください。5回繰り返してください。

感じる

この伸びをする動きは猫がするような優雅な動きであることに気づいてください。子供の頃、気持ち良く伸びをしたのを思い出しながら、できる限り気持ち良くやってみてください。

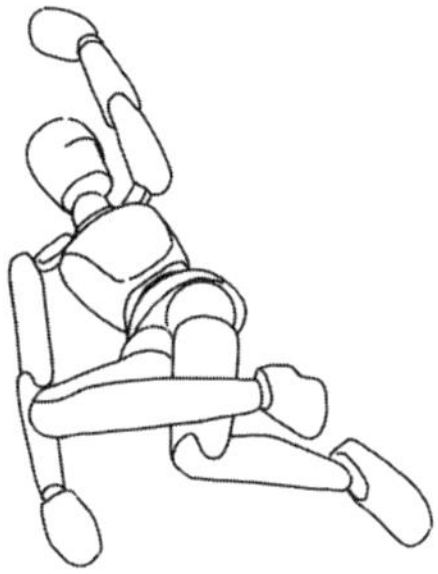

A

6　ポジション

右脚を左脚に組んだまま、両手を尖塔の形になるように上げてください。

A　ムーブメント

息を吐きながら、腕と頭を左に半分傾け、次に両脚を右に傾けてください（上半身の方が下半身よりずっと軽いので、両腕を先に動かします）。次に、息を吸いながら、両腕と両足をゆっくりと垂直に戻してください。５回繰り返してください。

感じる

身体全体をらせん状にひねっていることに気づいてください。あたかも大きな手が、手ぬぐいを絞るように、下半身を一方に、上半身を反対側に優しくひねります。

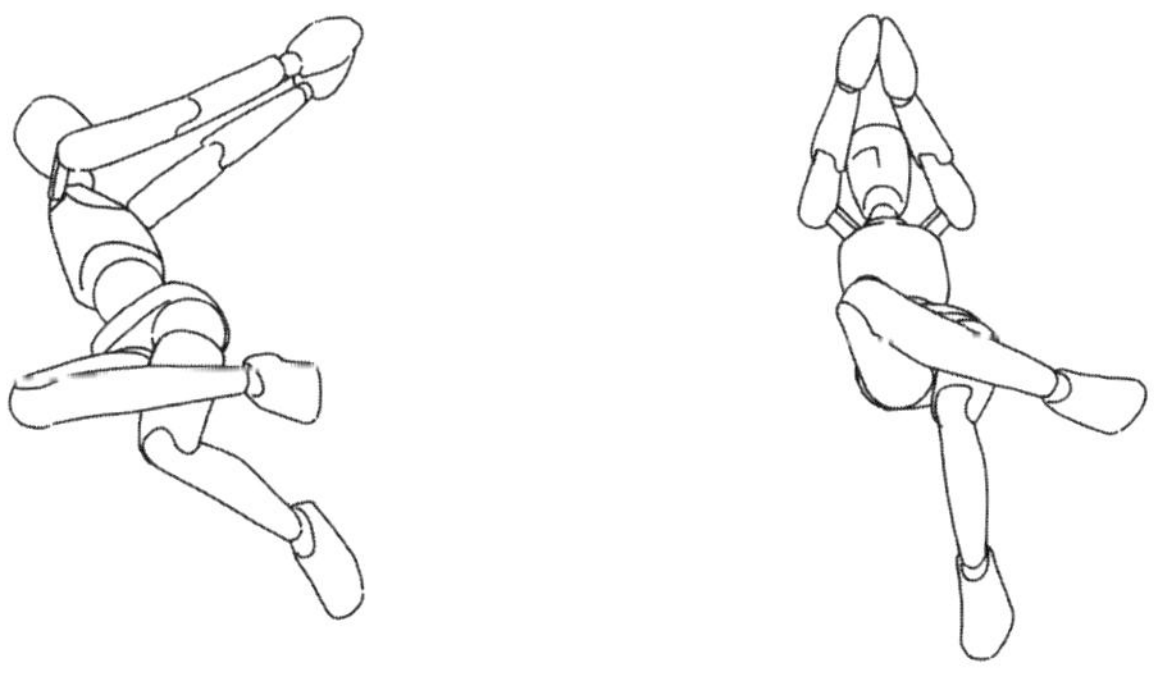

A

7　ポジション

左脚を右脚に組んでください。同時に両手を尖塔のように上げてください。

A　ムーブメント

息を吐きながら、両腕と頭を右に半分傾けて、次に、両脚を左に傾けてください。次に、息を吸いながら、両腕と両脚を垂直に戻してください、5回繰り返してください。

脚を戻して、楽にしてください。

この動きが心地良くできるようになってきました。

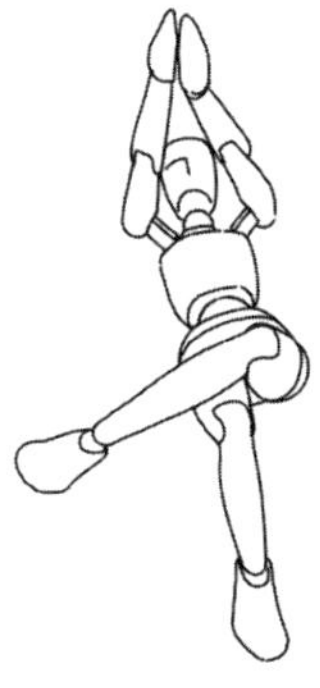

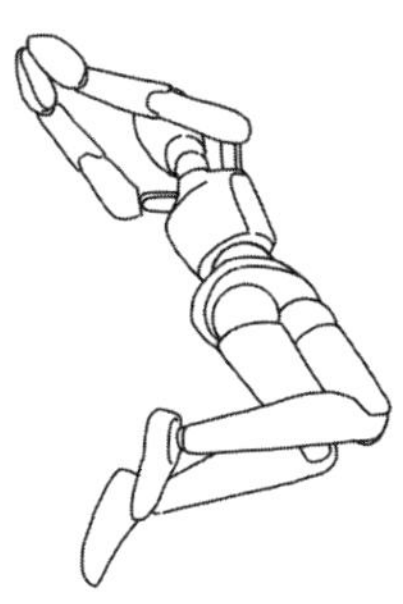

A

8　ポジション

両膝を立てたまま、両腕を横に伸ばします。

A　ムーブメント

床の上で、左肩が床にあたるまで、左腕を上向きに回してください（腕は移動せず、その場で回してください）。同時に、右腕を床の上で、肩が床から離れるまで下向きに回してください（移動せず、その場で回してください）。

次に、反対にしてください。左腕を下向きに回し、右腕を上向きに回してください。この動きをゆっくりと、優しく、コツをつかむまで、何度か繰り返してください。

次に、右腕を下向きに回し、左腕を上向きに回し、同時に、両脚を右に傾けてください。次にその反対です。右腕を上向きに回し、左腕を下向きに回し、両脚を左に傾けてください。

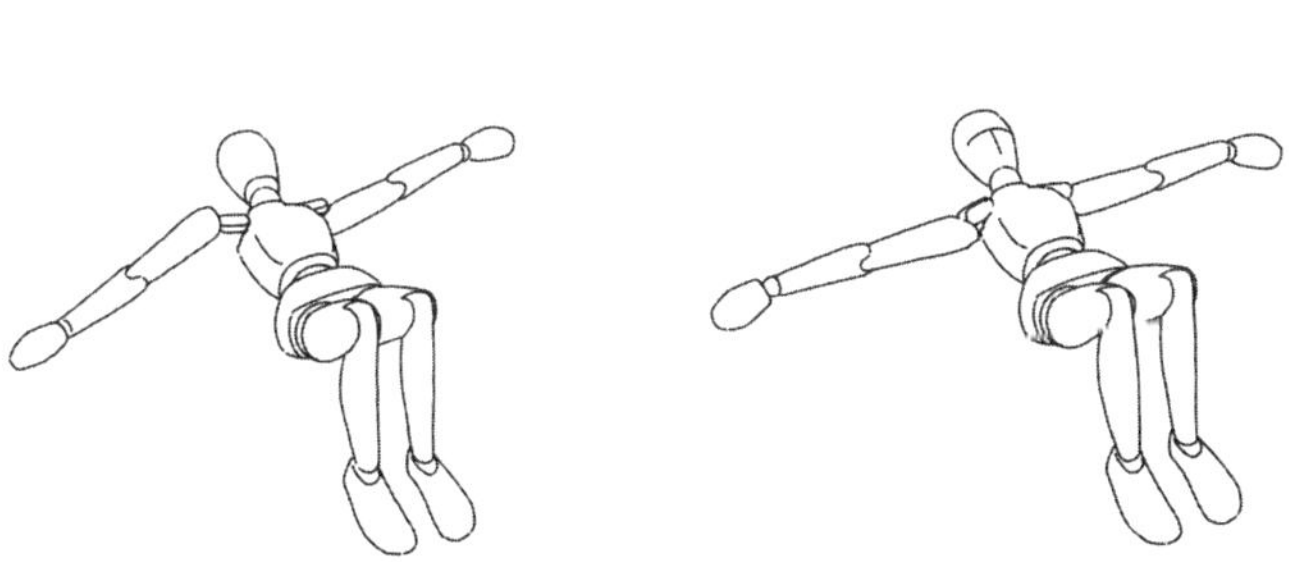

A

この動きをゆっくりと、交互に、繰り返してください。これに、頭も付け加えてください。膝が右に傾く時、頭を左に回してください。膝が左に傾く時、頭を右に回してください。10～20回、繰り返してください。

感じる

全身がねじれ、伸びて、長くなるのを感じてみてください。できるだけ心地良く、子供や猫のように、ゆったりとやってください。

動きを止めて、休んでください。

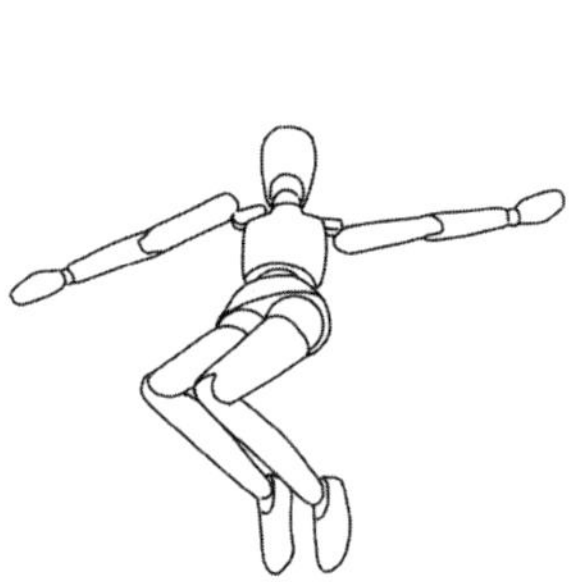

A

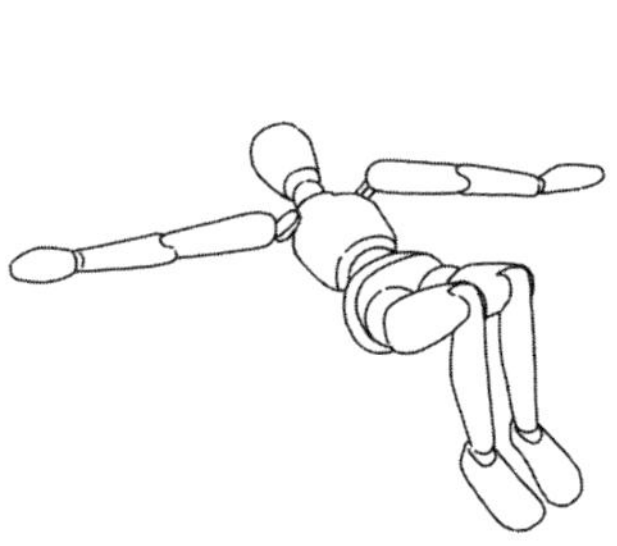

A

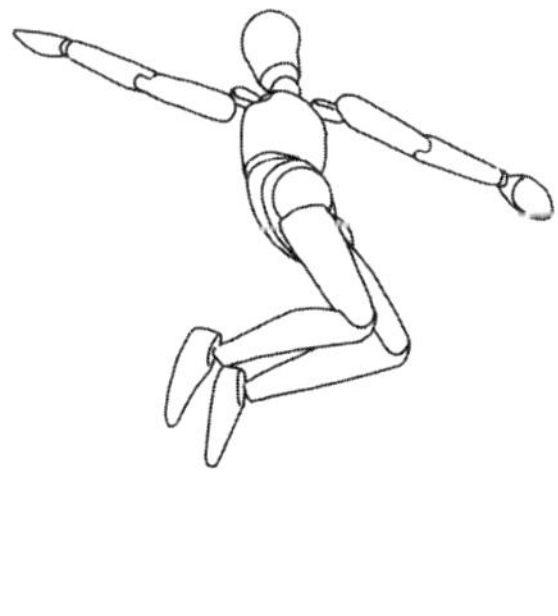

A

ボディ・イメージトレーニング

外傷は、側彎、つまり、一方に傾き、背骨が曲がる原因になります。この側彎は、ほとんどの場合、背骨や体幹の筋肉が慢性的に外傷のある方に収縮することが原因なので、その筋肉を制御することで、側彎を修正することができます。

側彎かどうかをテストするため、鏡の前に立ち、目を閉じて、一方に少し傾いてください。次に、目を閉じて、真っ直ぐだと感じる位置まで戻ってください。次に、目を開けて、鏡を見て、鏡に映る自分が、真っ直ぐだと感じている自分の姿と一致しているかどうかを見てください。頭は真っ直ぐですか？　肩は水平ですか？　手の位置は同じですか？

もし傾いていたら、それは、あなたの（真っ直ぐであると感じた）ボディ・イメージとバランス感覚が歪んでいる証拠です。

このボディ・イメージの歪みを修正するために、次のことをしてください。目を閉じて、右に傾き、次に、真っ直ぐだと感じる位置に戻ってください。次に目を開けて、平衡でなければ、すぐにまた目を閉じて、その不釣り合いを、何も見ずに、感覚を使って修正してください。今度は平衡になりましたか？　もしまだであれば、再度目を閉じて、平衡だと感じる位置に戻ってください。次に、静止したまま、目を開けて、チェックしてください。まだ平衡でなければ、平衡になるまで繰り返してください（**重要：修正する際は必ず目を閉じてください。そうしないと、感覚運動システムは何も学習することができず、姿勢を変えることはできません**）。

目を閉じてバランスを正すことができたら、同じ過程を繰り返してください。今度は、目を閉じて、左に傾きます。次に、平衡になったら、右にもう一度傾きます。次に、もう一度左へ。一日のトレーニングとしてはこのくらいで十分です。

翌日に、同じ過程をもう一度繰り返してください。そうすれば、だんだんと早く修正できるようになります。1週間程で、目を閉じたまま、頭と身体が自分の思った通りの場所に戻るようになります。この時点で、側彎の修正は終了です。最初の4つのソマティック・エクササイズが身に付いたと考えることができます。

最終的にあなたのボディ・イメージは調整され、筋肉の制御も修復されます。あなたが内側から感じる姿と外側から見た鏡に映る姿が一致します。これが、身体機能の制御を学習するための、確実で、かつ科学に基づくバイオフィードバック療法による自己訓練法です。

キャット・ストレッチ

このレッスンで、あなたの「キャット・ストレッチ」のルーティンに、レッスン4：8Aのムーブメントを追加します。

レッスン5　股関節と脚の筋肉を制御する

このレッスンを行うことで、ソマティック・エクササイズの効果を実際に感じるためには、なぜ焦らず進まなくてはならないのかを理解することができます。重心をとる筋肉を楽にすることで、足腰を動かすのが楽になるということが、自分の身体で理解できます。

骨盤と体幹をつなぐ筋肉の収縮で生じる感覚運動健忘によって、いかに身体の動き全体が硬くなるか、まさしくそれが、老化だからやむを得ないと勘違いしている現象であることがはっきりとわかるようになります。

あなたは、もう、歩くことだけでなく、脚を動かすことは何でも自由にできるようになります。何年もハイキングやダンスをしていなかった人が、再び自分の身体にそのような活動をする力を取り戻し、喜びを感じる人がたくさんいます。

1 ポジション

仰向けになり、足を伸ばし、右膝を外側へ少し曲げてください。

A ムーブメント

右足を、足の裏を内に向けながら、脚が少し浮いてくるまで、内反（内側に曲げること）させてください。右足を少し左にすくい上げるように動かすと、右膝は右に下がります。足を元に戻してください。この動きを10回繰り返してください。

感じる

足を内反させ、すくい上げる動きをすると、膝が下がるだけでなく、背中の左側の筋肉が長く伸び、左の骨盤が上がることに気づいてください。背中が長く伸びれば伸びるほど、左の骨盤が上がれば上がるほど、膝を下ろしながら足を上げることができます。

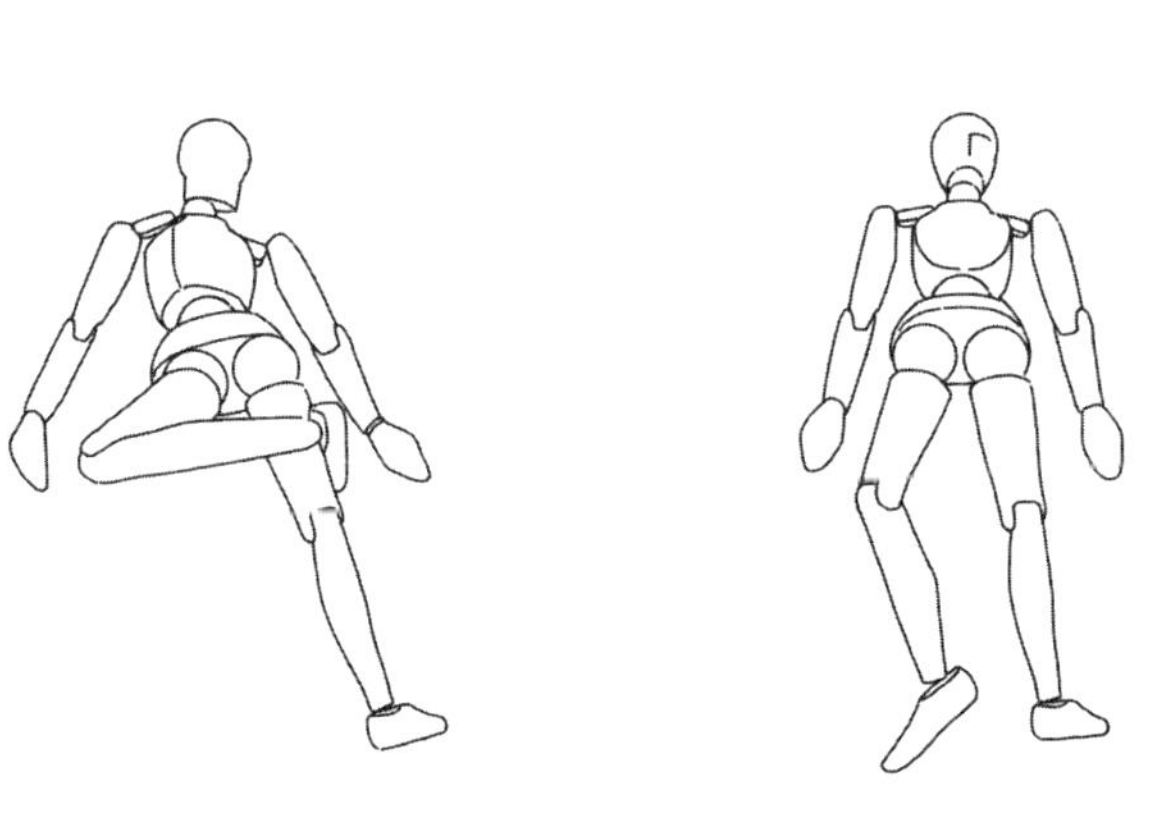

A

2

ポジション

右膝を内側に下ろしながら、右足を外に出してください。

A

ムーブメント

足の裏を外に向けながら、右足を外反（外側に曲げること）させ、少し引き寄せてください。この時、膝はもっと内側に倒れます。足を床に戻してください。この動きを10回繰り返してください。

感じる

右の腰はどのように動くか、背中の右側が伸び、右の骨盤が上がることに気づいてください。右足を外反させながら引き寄せ、同時に膝は内側に倒れ、右の骨盤が上がる動きを繰り返しながら、この動きが胸や首まで広がることに気づいてください。足を外反させる時、頭を軽く右に回すと、動きやすくなるかどうか感じてください。実際、そ

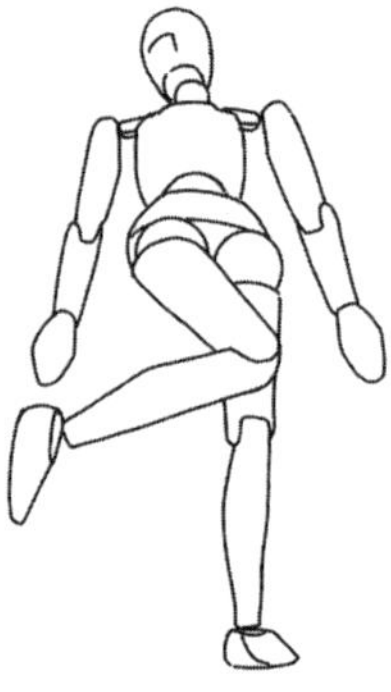

A

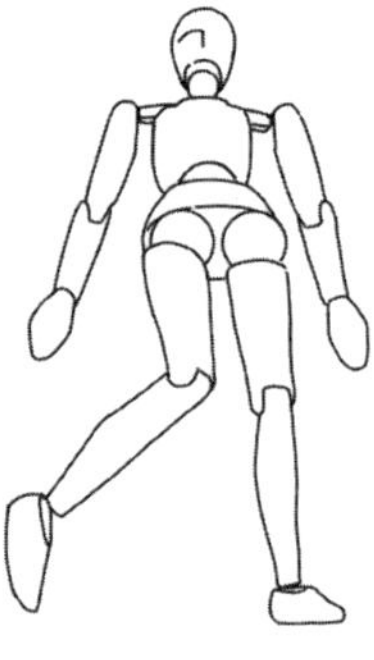

れによりしなやかな動きになるかもしれません。

両手両足を伸ばし、楽にして、右脚と左脚の違いを感じてください。

次に、この二つのムーブメントを組み合わせます。

3

ポジション

両脚を伸ばしてください。

A　ムーブメント

まず初めに、右足を内反させ、内側に引き寄せてください。右膝は外に開き、背中の左側が上がります。次に、脚を伸ばしたら、右足を外反させ、引き寄せてください。この時、右膝は内側に倒れ、背中の右側が上がります。次に、脚を伸ばして、もう一度、足を内反させます。ゆっくりと、10回繰り返してください。

感じる

足首を動かすことで、身体全体、首までが連動することに気づいてみてください。身体が柔らかくなり、ひとつのユニットとして柔軟に動き始めています。これにより相乗効果を感じることができます。

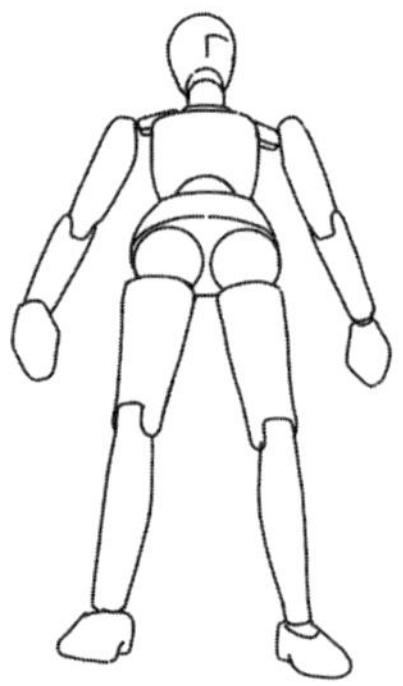

A

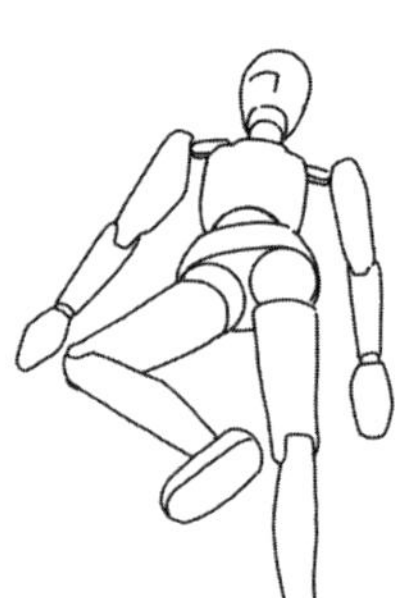

A

両脚を伸ばして、楽にしてください。

感じる

左脚の感覚と比べると、右脚の方が「存在感がある」ことに気づいてください。

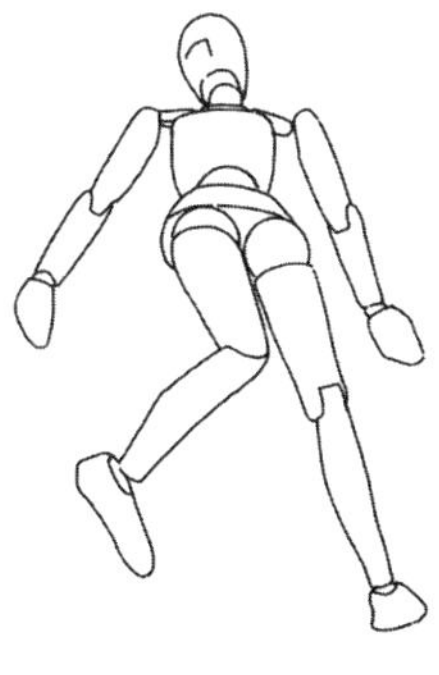

A

4　ポジション

仰向けで両脚を伸ばし、今度は、左膝を外側に少し曲げてください。

A　ムーブメント

左足を内反させ、脚が少し浮いてくるまで足の裏を内側に向けてください。足をやや右側にすくい上げるようにして続けると、左膝が外側に下がります。足を床に戻してください。10回繰り返してください。

感じる

足を内反させて、引き寄せるという動きによって、膝が開くだけでなく、背中の右側が伸び、右の骨盤が上がることに気づいてください。背中が伸びれば伸びるほど、骨盤の右側が上がれば上がるほど、膝が開き、足を上げることができます。

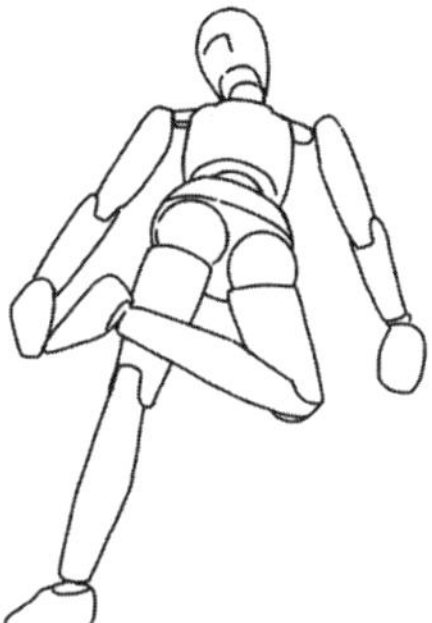

A

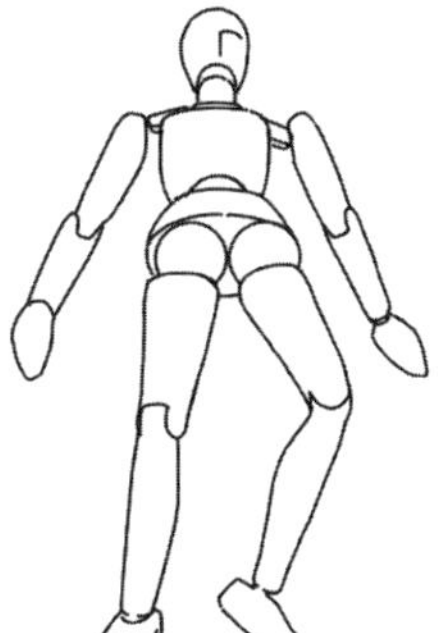

5　**ポジション**

左膝を内側に下ろしながら、左足を左外側に出してください。

A　**ムーブメント**

左足の裏を外側に向けながら外反させ、引き寄せてください。この時、膝はもっと内側に倒れます。足を床に戻してくださ い。10回繰り返してくださ い。

感じる

どのように腰は動くか、背中の左側が長く伸びて骨盤の左側が上がることに気づいてください。左足を外反させながら上げ、膝を下ろし、左の骨盤を上げる動きを繰り返しながら、この動きが、胸や首まで広がっていくことに気づいてください。足を外反させる時は、頭をゆっくりと左に回し、この動きを繰り返してください。もっと楽でしな

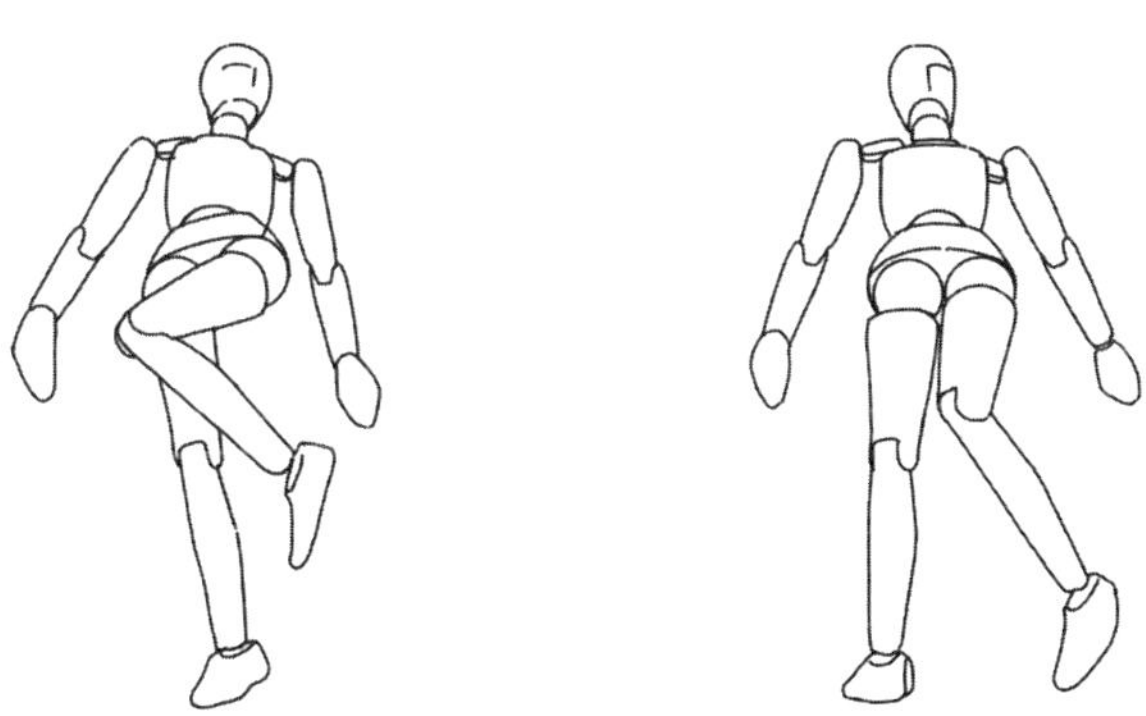

A

やかな動きになります。
両脚を伸ばし、楽にして、左脚の感覚が変わったかどうか気づいてください。
次に、二つのムーブメントを組み合わせます。

6　**ポジション**

初めは両脚を伸ばしてください。

A　**ムーブメント**

まず初めに、左足を内反させ内側に引き寄せると、左膝は外に開き、右の背中が上がります。次に、脚を伸ばしたら、左足を外反させて引き寄せると、左膝が内側に倒れ、背中の左側があがります。次に脚を伸ばし、もう一度、足を内反させてくださ い。とてもゆっくりと、10回繰り返してください。

感じる

もう一度、この足首のムーブメントで、身体全体、首までが連動することに気づいてください。首と胸と頭を楽にすると、首は自然に、内反で右に、外反で左に回ります。

両脚を伸ばし、楽にしてください。

感じる

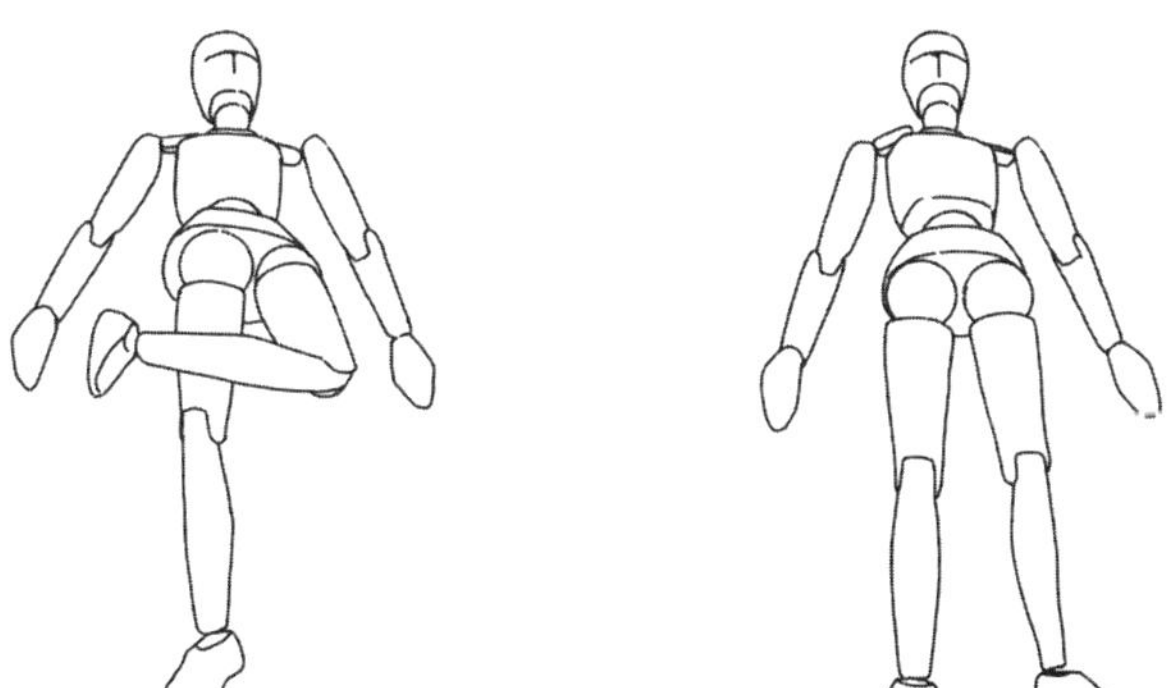

A

左脚も右脚と同じように存在感が増しているのを感じてください。
次に両脚を同時に動かしてみましょう。

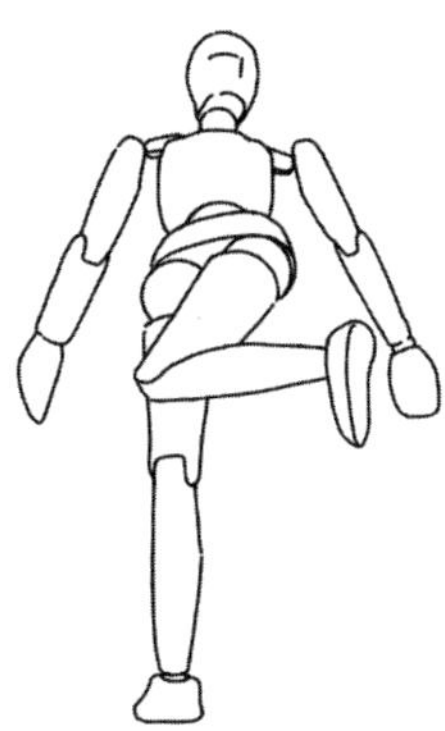

A

7

ポジション

仰向けのまま、両脚を伸ばしてください。

A

ムーブメント

両足を同時に内反させ、両膝が外に開き「O脚」になるように外に開いてください。次に、両脚を伸ばし、両足を外反させ、両膝を「X脚」にしながら内側に下ろしてください。交互に10回繰り返してください。

感じる

「O脚」にすると、腰は反ってアーチになり、「X脚」にすると、腰は平らになることに気づいてください。

動きを止めて、休んでください。

B

ムーブメント

両脚を揃え、右足を内反、左足を外反させてください（両膝は右に倒れます）。次に、両脚を伸ばした

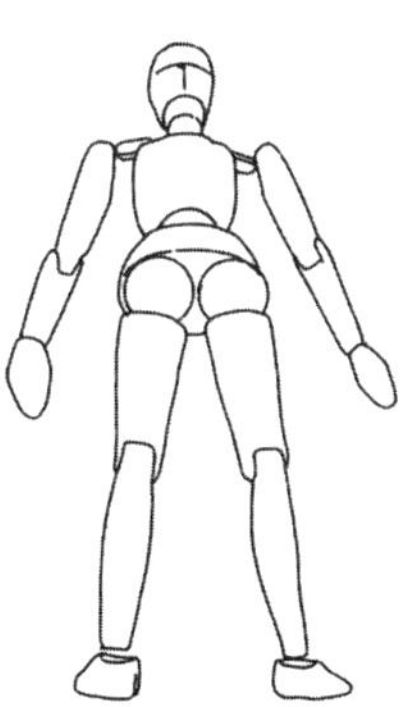

A

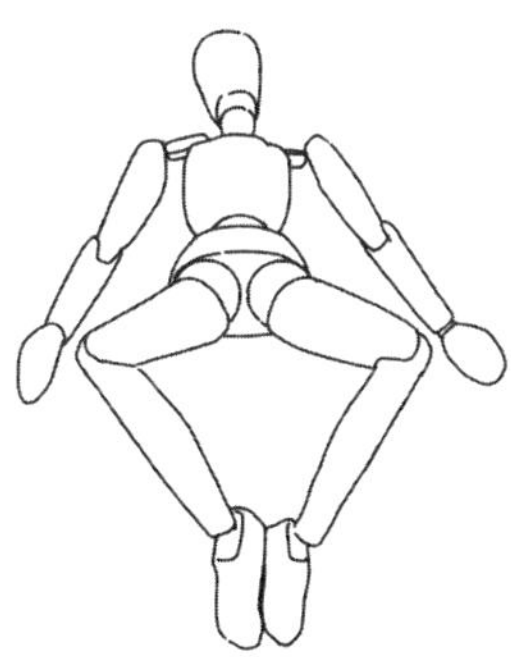

A

ら、右足を外反、左足を内反させてください（両膝は左に倒れます）。交互に10回繰り返してください。

感じる

これはスキーの動きです。両足を揃えたまま、腰と背中を回します。左右交互に繰り返しながら、身体が柔軟になったことに気づいてください。両脚を伸ばして、楽にしてください。

感じる

脚の存在感が増しているのを感じてください。感覚運動システムからすると、あなたの両脚は前よりも「もっとある」ことになります。そして、この生き生きとした感覚が身体全体にどのように広がっているか、それにより前よりもずっとリラックスしていることに気づいてください。

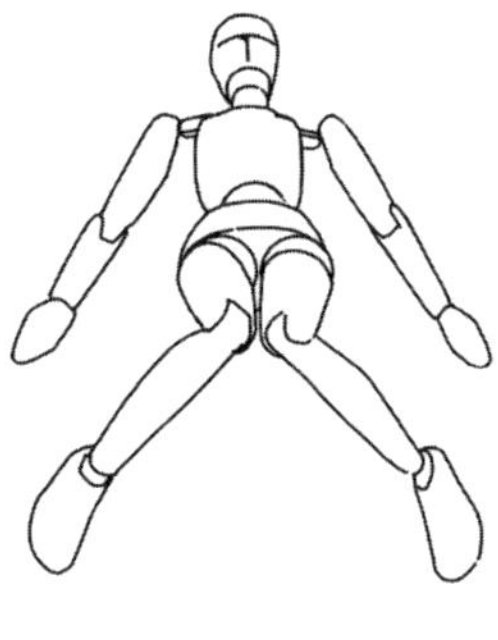

A

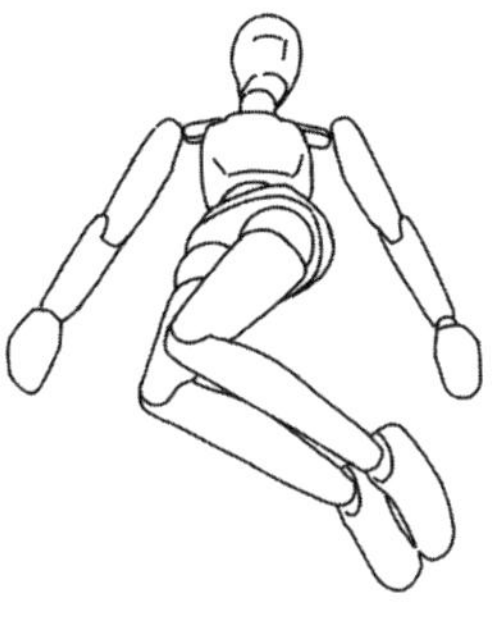

B

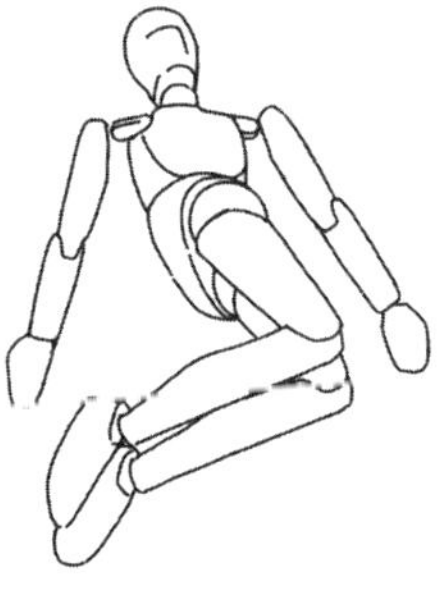

B

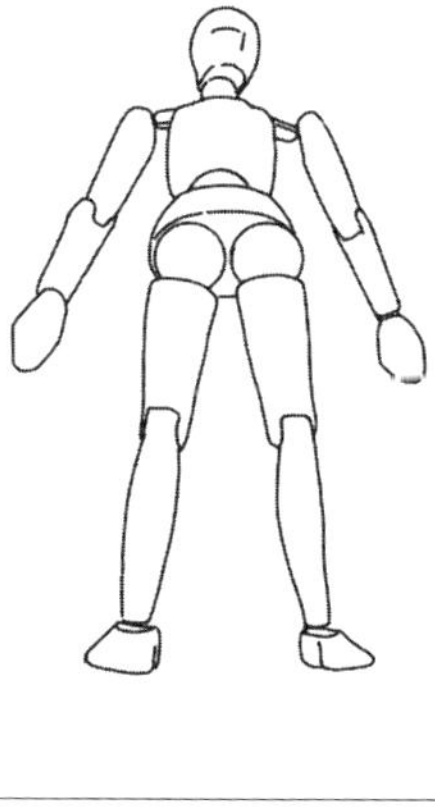

B

キャット・ストレッチ

このレッスンで、あなたの「キャット・ストレッチ」のルーティンに、次のムーブメントを追加します。3Aと6A、そして7A（「O脚」と「X脚」）と7B（「スキー」の動き）です。

レッスン6　首と肩の筋肉を制御する

この素晴らしいソマティック・エクササイズは、私の師であるモーシェ・フェルデンクライス博士により考案され、身体のさまざまな部分の動きに意識を向けることで、筋肉が楽に動くようになることを教えてくれます。感覚的な気づきによって運動を制御する例として、これより他に良い例はありません。

従来のエクササイズが筋肉を強化するのに対し、ソマティック・エクササイズでは、筋肉を感じながら動かすことで、脳をより知的にします。筋肉の機能が変わることで外側に変化が起こるのは、脳の機能が内側で変化するからです。このムーブメントの左回りが終わったら、右側で同じ動きを繰り返してください。そうすれば、脳の両半球のプログラミングが修正されます。

1　ポジション

両膝を左側に向けて床に座ってください。左足の裏を右太腿につけてください。左手を床に添えてください。あまり後ろに寄りかからず胴体を立てておいてください。最後に右手を左肩に置いてください。

A　ムーブメント

ゆっくりと、胴体を左に回しながら、目、頭、肩、肘、上半身を楽に動く範囲で回してください。回したら、正面に戻ってきてください。これを5回繰り返し、手をはずして少し休んでください。

B　ムーブメント

もう一度、胴体を左に回してください。回ったら静止してください。その位置で、鼻が壁のどの辺りを指しているか覚えておいてください（後で変化したかどうかチェックするので、この位置を忘れないでくだ

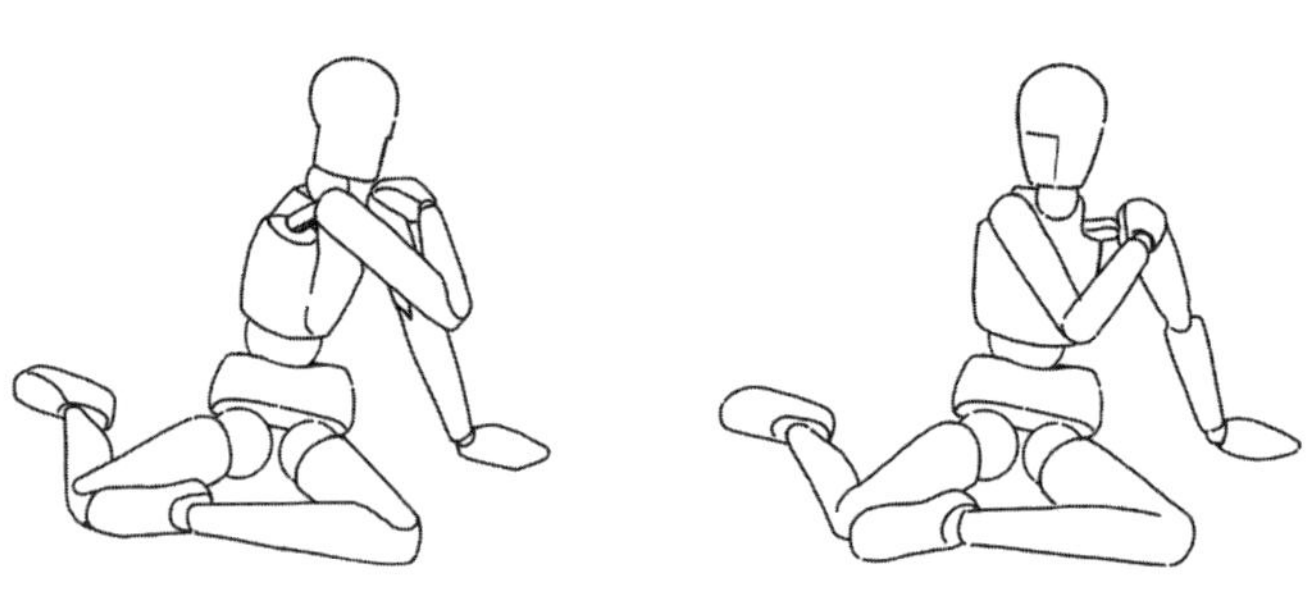

A

さい)。

次に、胴体はその位置のまま、頭を右に回し、次に、もう一度左へ回してください。5回繰り返してください。

5回繰り返したら、正面に戻り、手を膝に置き、座ったまま休んでください。左腕にあまり寄りかからないようにしてください。

C

ムーブメント

もう一度、右手を左肩に置き、頭と胴体を左へ回し、静止します。そのままでいてください。今度は、目を右に動かしてから戻してください。5回繰り返してください。

正面に戻り、手をはずして、休んでください。

感じる

目だけを右に動かす時、首の筋肉も一緒に動きませんでしたか？　これは、普段、頭と目を一緒に動かすという後天的に身に付けた習慣からきてい

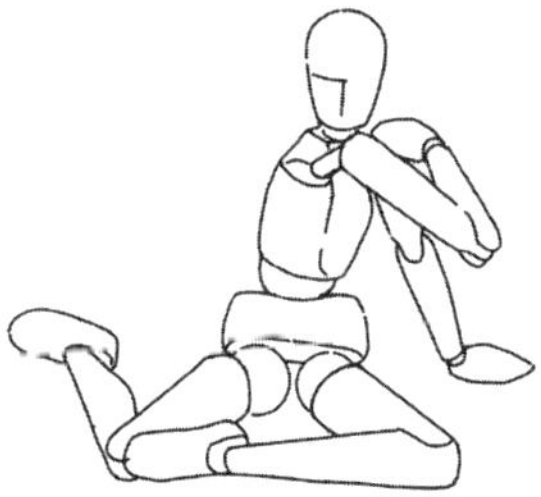

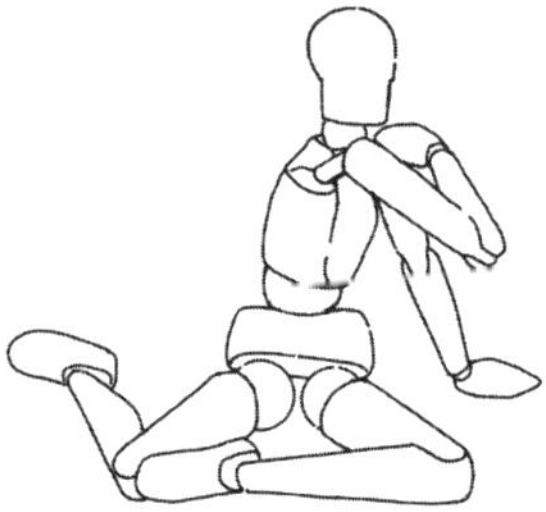

C

B

ます。人によっては、初めのうちは、この微細な動きを抑制することはできません。練習すれば、しばらくするとなくなります。

D

ムーブメント

次に、目を閉じて、テストしてください。右手を左肩に置き、もう一度、目、頭、肩、胴体を左に5回、回してください。5回目に回した位置で静止し、目を開けて、鼻が指す位置が元の位置よりも遠くを指しているかどうか見てください。もっと回るようになったなら、それは筋肉を強引に動かしたからではなく、筋肉それぞれの機能に内側で気づいたからです。

E

ムーブメント

もう一度、右手を左肩に置き、ゆっくりと10回、新しい可動域で回ってください。

感じる

この時、右の骨盤がどのような動きをしているか

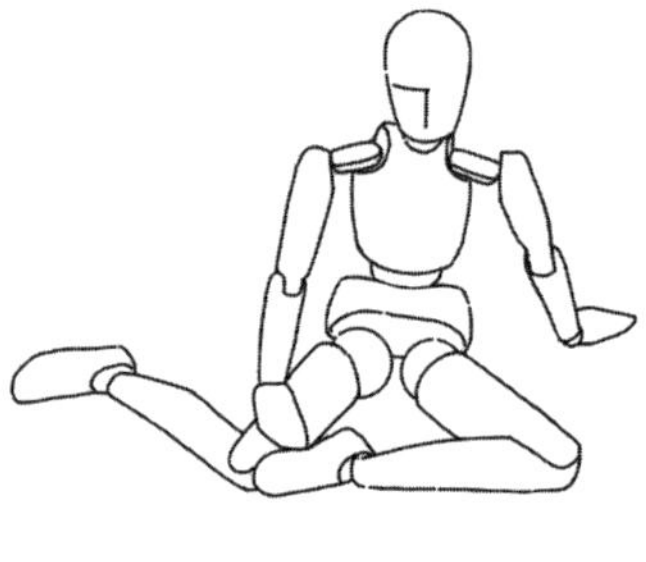

C

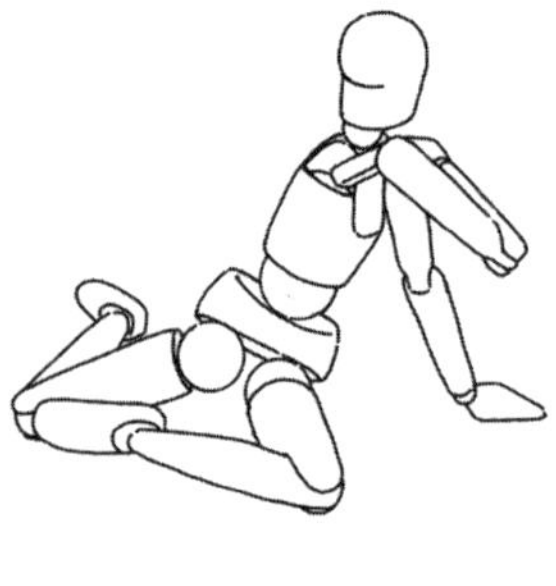

D

気づいてください。左に回ると骨盤は上がり、正面に戻ると下がります。右の骨盤を意識的に動かしてみてください。自然と止まる位置まで上げてください。そうすることで、この動きがどう変わるか気づいてみてください。

最後に回った位置で静止し、もっと左に回るようになったかどうか壁を見てチェックしてください。動きを止めて、両手足を伸ばし、1分間休んでください。休みながら、頭を左右に、ゆっくりと回し、右よりも左の方が回しやすいかどうか感じてください。

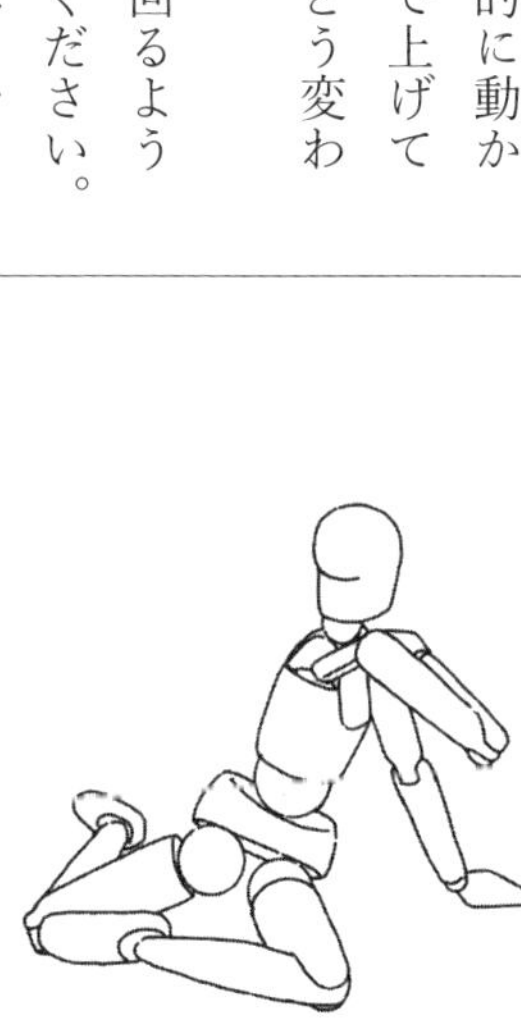

E

2

ポジション

同じ位置で始めます。両膝を左に向け、左足の裏を右太腿につけてください。左腕を軽く床に伸ばしてください。

次に右手を頭頂部に当て、軽く頭を抱えてください。首を完全にリラックスさせてください。そうすれば、右手で動かすことができます。

A

ムーブメント

ゆっくりと、優しく、頭を右肩の方に寄せ、次に、反対側の左肩の方に寄せます。これを10回繰り返してください。

感じる

頭が右側に傾くと、右の肋骨が閉じ、左が開くことに気づいてください。頭が左に傾くと、左の肋骨が閉じ、右が開きます。胸郭がまるでアコーディオンのようです！　このように肋骨を交互に動

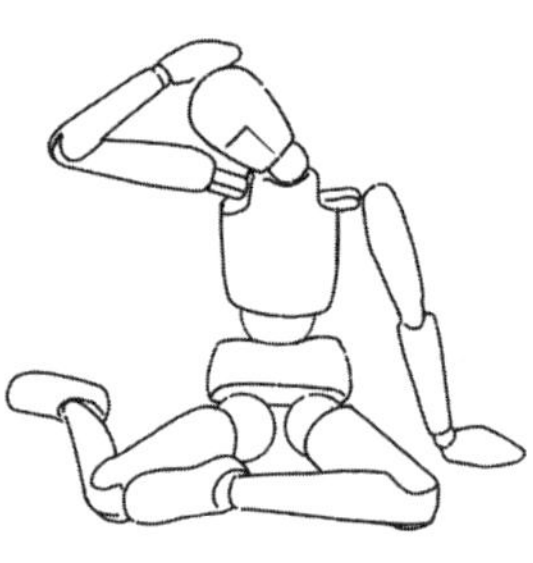

A

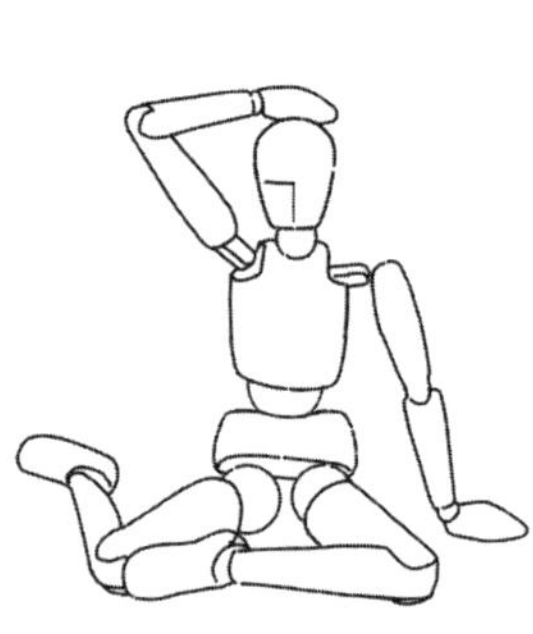

かすと、頭がもっと傾くようになります。力ではなく、気づきが深まることで、それが起こっています。

さらに、頭を右に傾けると右のウエストが収縮し、右の骨盤により体重がかかります。左も同様です。そのように動かしてください。そうすれば、頭がもっと肩の方まで傾きます。

B

ムーブメント

次に、目を閉じて、右手を左肩に置き、左に回してから、チェックしてください。胸郭、ウエスト、右の骨盤の動きに気づいてください。

5回目に回ったら静止し、目を開けて、壁をチェックしてください。先ほどよりも回っていますか？　新しい感覚の気づきを得ることで、動きにも新しい可能性が生まれることがわかります。

動きを止めて、横になり、1分間休んでください。

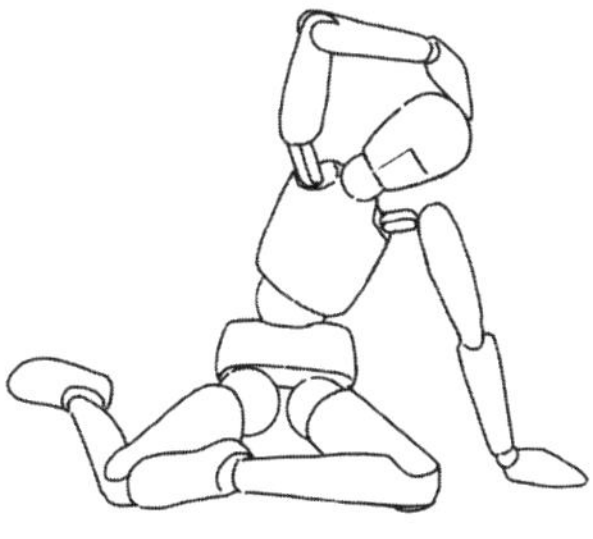

A

3　ポジション

床に座り、先ほどと同じポジションで始めます。

今度は、右手を左手の横に置いてください。

A　ムーブメント

肋骨、ウエスト、骨盤の動きを感じながら、ゆっくりと、目と頭と胴体を左に回してください。5回目に左に回したら、静止してください。次にゆっくりと、頭だけを、右頬が右肩に触れるまで戻してください。そして、そこで静止します。これが、次の動きのスタートポジションです。

次に、頭を左に回しながら、同時に胴体を正面に戻してください。左の頬が左肩に触れ、目は左肩の後ろを見ています。

次に、このムーブメントを逆にします。頭を正面に戻しながら、胴体を左に回してください。滑らかに動くようになるまでは、ゆっくりと動くよう

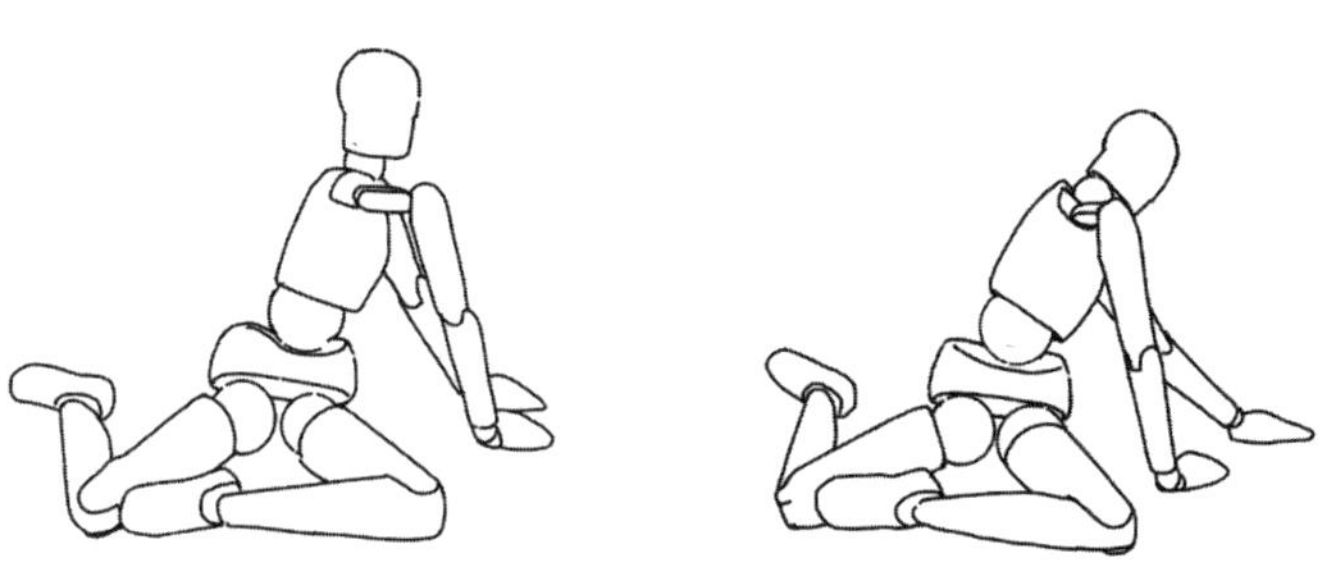

A

にしてください。10回繰り返してください。

この後、正面に戻り、少し休んでください。

B

ムーブメント

次に、目を閉じて、右手を左肩に置き、もう一度テストしてください。ゆっくりと、左に回ってから、戻ってください。

5回繰り返します。5回目で、静止して、目を開けて、最初よりも回ったかどうかチェックしてください。

足の上に手を置いて、少し休んでください。

C

ムーブメント

右手を左手の横に置き、左に自然に止まるまで回ったら、静止してください。次に、目だけを右に動かしてください（頭は動かしません）。そこで止まってください。これがスタートポジションです。

次に、ゆっくりと、目を左に戻しながら、頭、肩、胴体を正面に戻してください。ゆっくりと、ぎこ

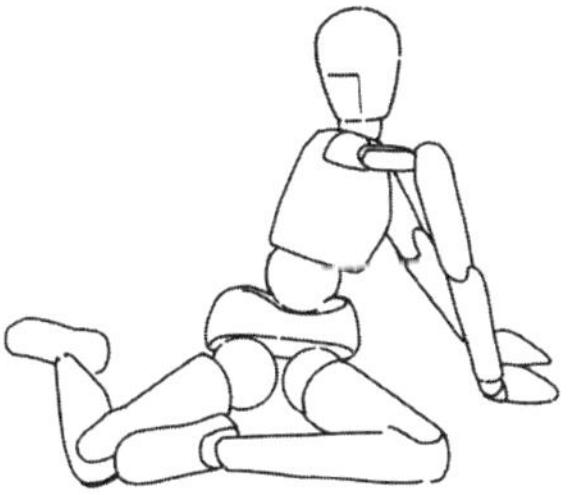

A

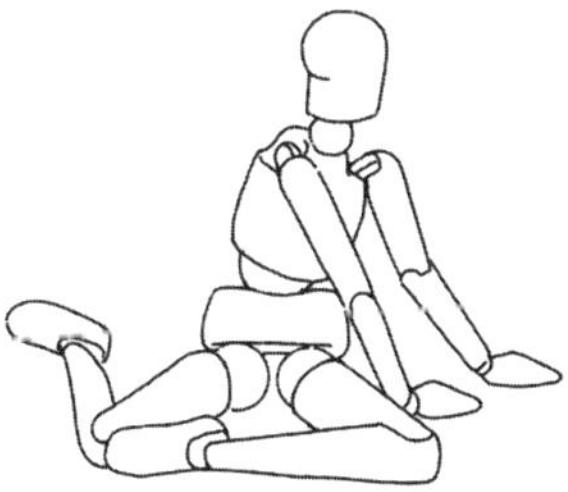

A

ちなさがなくなるまで、交互に繰り返してくださ
い。10回繰り返してください。

感じる

初めのうちはコーディネートが難しいかもしれません。目の動きはぎこちなく、頭は目の動きを追いかけようとします。これは、目と頭を常に同じ方向に動かす習慣があるからです。この動きが滑らかになるにつれ、首の筋肉が、無意識のうちに目の動きについていくことはなくなります。

動きを止めて、両手両足を伸ばし仰向けになり、十分に休んでください。

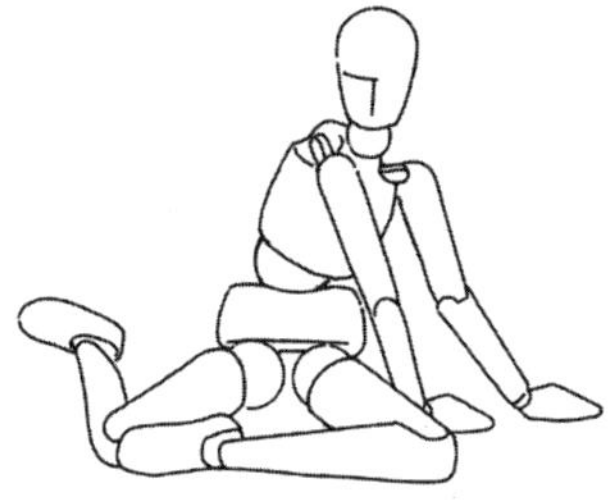

A

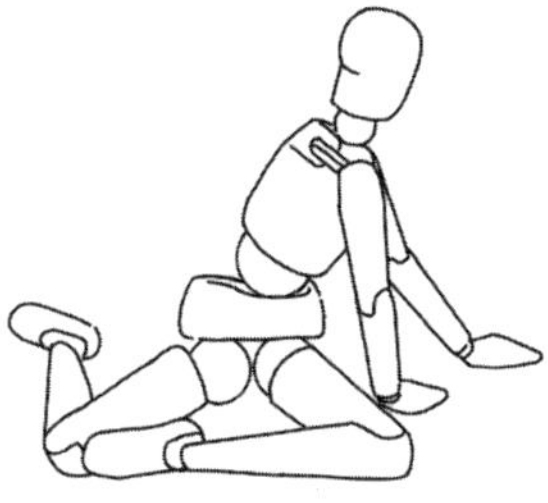

C

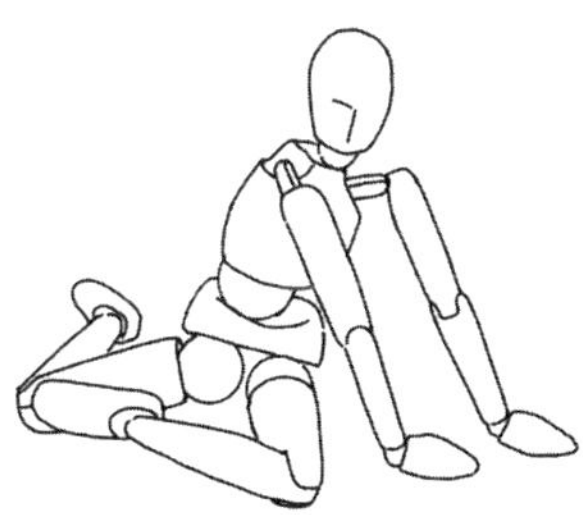

C

4

ポジション

両膝を左に向けて座り、右手を左手の横に置いてください。

A

ムーブメント

左に5回、自然に止まるまで、回してください。5回目で静止してください。

次に、ゆっくりと顔を天井の方に向け、次に、床の方に向けてください。5回繰り返します。

B

ムーブメント

頭を下に向けたら止まり、次に目だけを天井の方に向けてください。次に、目を下に向けながら、頭を上に向けてください。次に、目を上に向けながら、頭を下に向けてください。5回繰り返してください。

感じる

初めは、目と頭の動きがぎこちないかもしれませ

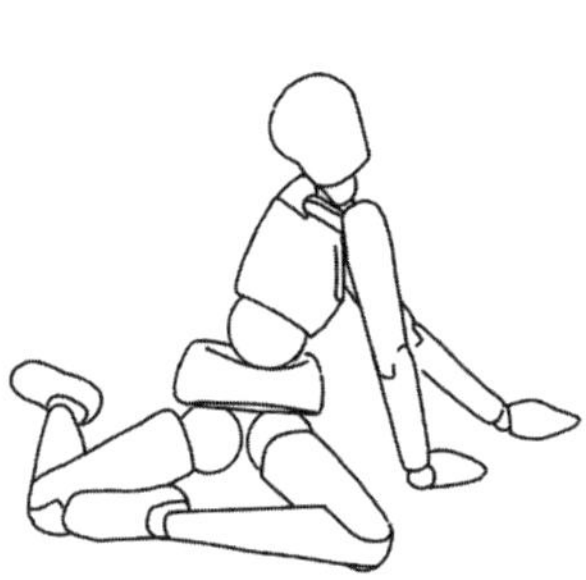

A

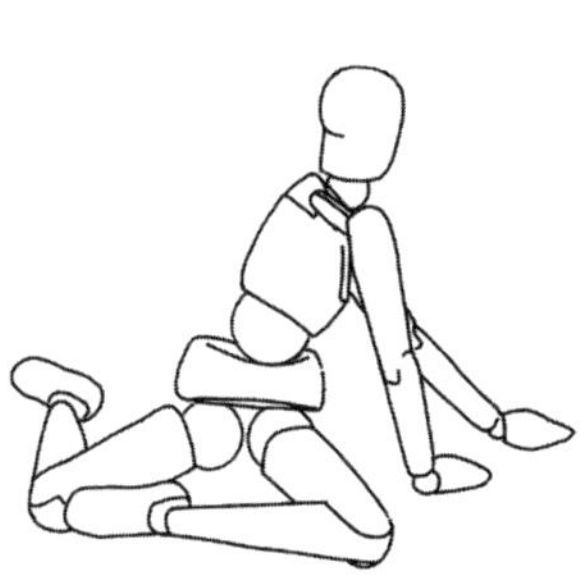

ん。脳の感覚運動が、新しいプログラムを構築しています。ですから、とてもゆっくりと、意識を向けながら動かなければなりません。このコーディネーションが身に付いたら、自分を褒めてあげてください。

C

ムーブメント

これが最後のテストです。最初と同じように、膝を左に向けて座り、左手を床に添え、右手を左肩に置いてください。目を閉じて、5回、これまでに感じるようになったことすべてを感じ、全身を使って回ってください。そうすれば、最大限に回ることができます。

5回目で静止し、目を開けて、鼻が最初よりも遠くを指しているかどうか確認してください。静止して、両手両足を伸ばし、休んでください。

数分後（または翌日でもいいでしょう）、これと同じ動きを反対側で行ってください。両膝を右側に向け

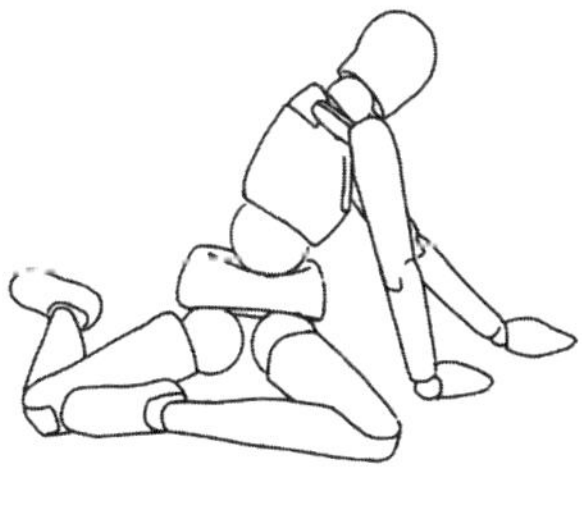

B

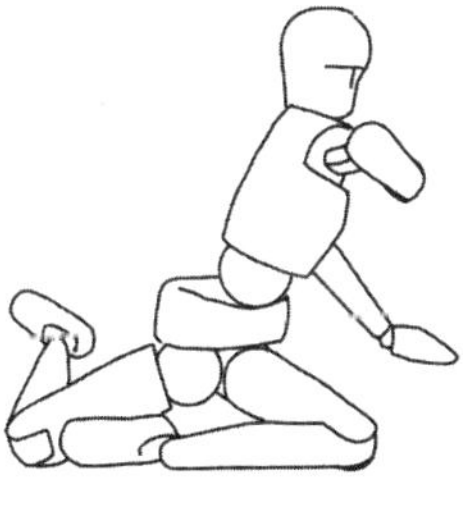

C

て座り、右手を床に添えて、左手を右肩に置いて行ってください。

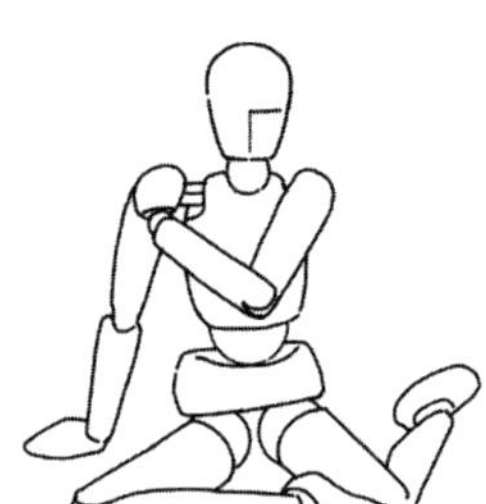

キャット・ストレッチ

このレッスンには、あなたの「キャット・ストレッチ」の最後のムーブメントがあります。1Aと1Bを左回りで行い、次に、3A（または、目を逆に動かすのが簡単にできるようになったら3Cを）を行い、最後に4Aと4Bを行ってください。次に、反対回りで同じことをやってください。

レッスン7　呼吸を改善する

身体の中心と体幹上部の筋肉の感覚に気づき、動きを制御する力がだんだん身に付いてくると、より深く呼吸する術、すなわち、「横隔膜呼吸」を身に付けることが可能になります。

このソマティック・エクササイズは非常に重要です。パート2で解説している呼吸と心機能に及ぼす赤信号反射の病理的影響についての知識がないと、これを習得することはできません。この一連のムーブメントはとても長いので、キャット・ストレッチには含まれていませんが、ときどき繰り返してください。このエクササイズは本当に役に立ちます。練習するたびに、呼吸が改善されることに気づくでしょう。つまり、息を吸うことがだんだんと楽になります。

このレッスンでは、仰向け、横向き、うつ伏せになることで、そのポジション特有の感覚フィードバックがあり、動かし方も少し変えなくてはなりません。なぜなら、各ポジションで重力の受け方が変わるからです。

1 ポジション

仰向けになり、両膝を立ててください。足を少し開き、腕は両脇に伸ばしてください。

A ムーブメント

鼻から息を吸って、尾骨を少し下に向けながら、ベルトラインを床から上げてください（レッスン1でやったことを思い出してください）。

次に、息を吐きながら、ベルトラインが床につくまで下ろします。これをゆっくりと優しく15回繰り返してください。

感じる

横隔膜の上下運動に気づいてください。横隔膜は、胸郭の下部、前後、両サイドに位置しています。横隔膜は、この領域全体に広がり、胸腔と腹腔は横隔膜を境に分かれています。

この一風変わった筋肉は、息を吐くと、リラック

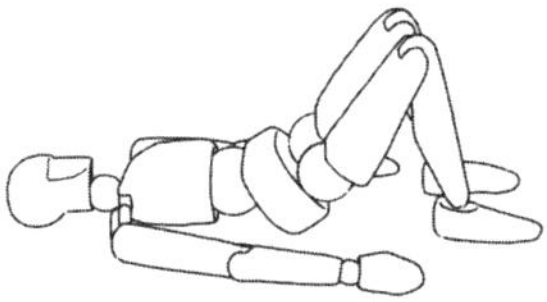

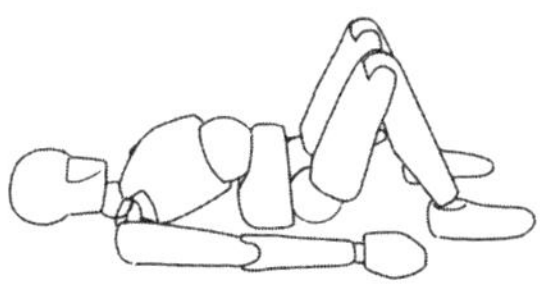

A

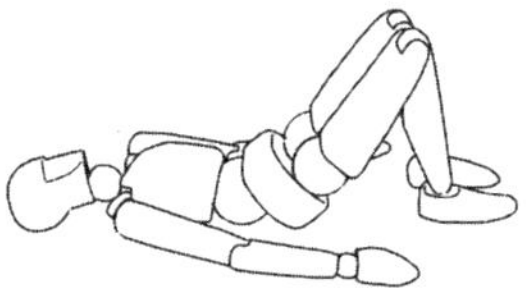

A

スし、傘がアーチ状に開くように、胸腔のドーム型の天井に向かって伸びていき、それにより肺の空気が押し出されます。息を吸うと、横隔膜は傘が閉じるように収縮します。この、ポンプのような動きが真空を作ることで、新鮮な空気が肺の中に取り込まれます。しかし、次のことに気をつけてください。**息を吸うと、横隔膜が収縮し、下腹部にある内臓を下と外に向かって押すので、それにより、下腹部は風船のように少し膨らみます。この下腹部の自然な膨らみに抵抗してはいけません**。腹筋がリラックスすればするほど、腹部は膨らみ、肺に取り込む空気の量も増えます。リラックスした深い呼吸で膨らむのは、胸の上部ではなく、お腹です。

なんらかの理由で、お腹が外に膨らまないよう腹筋を硬くしていると、横隔膜のポンプのような動きがブロックされ、呼吸が浅くなります。

したがって息を吸うときは、お腹をリラックスさせ、外に膨らましてあげてください。お腹はそれ自体の弾力で戻ってくるので、これでお腹が出ることはありません。内臓が硬いのは致命的です。呼吸が浅くなり、心拍数と血圧が上がります。15回呼吸をしながら、息を吸うごとに、腹部の風船をより大きく膨らませて、息を吐くごとに平らにしてください。

B ポンプの動き

ムーブメント

次に、息を吸って、腹部を風船のように丸く膨らませ、息を止めます。次に、背中と腹部を一気に引っ込め、この風船の空気を胸に入れてください。そうすると胸が膨らみます（空気が鼻や口から漏れないように気を付けてください）。次に胸を引っ込め、背中をもう一度アーチにしながら、空気のかたまりをお腹に戻してください。

このポンプのような上下運動を息が続くまで続けてください。この動きを、上下に動くピストンのように、元気よくしっかりとやってください。少し休んでください。

感じる

休みながら普通に呼吸をしてください。腹部や胸郭が大きくなったように感じませんか？　胴体が前より軽くなっていませんか？　呼吸をすると、胴体が前よりも楽に、柔らかく動きませんか？

C　ムーブメント

このポンプのような呼吸をあと2回繰り返してください。背中を平らにして胸に空気を押し込む時や、胸を引っ込めて膨らんだ腹部に空気を送り返す時、空気が漏れないよう気を付けてください。

D　ムーブメント

次に、この動きを逆にします。最初は胸に息を吸いこんでください（腰は平らにしたままです）。次に、息が続くまで、その空気を胸から腹部に素早く送り、背中をアーチにしてください。次に、素早く戻したら、また送り返します。これを2回繰り返してください。

2 ポジション

うつ伏せになり、右を向き、右手の甲の上に左の頬を置いてください。左腕は脇に伸ばしてください。

A ムーブメント

胴体を楽にしたまま、深く息を吸って、床に向かって腹部を膨らませてください。息を止め空気を閉じ込めたら、空気の風船を胸に素早く送ってください。次に、腹部に送り返してください。息が続くまで続けてください。次に、今度は、胸に息を吸い込んでから、もう一回繰り返してください。

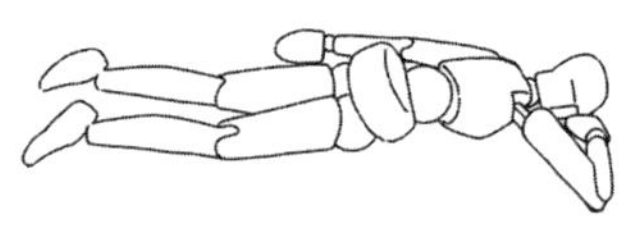

3　**ポジション**

頭を左に向け、左手の甲の上に右頬を置いてください。右腕は脇に伸ばしてください。

A　**ムーブメント**

同様に、腹部から吸って、次に胸から吸って、1回ずつ繰り返してください。

感じる

肋骨の後ろ側と背中の下の方が伸びて広がったように感じませんか?

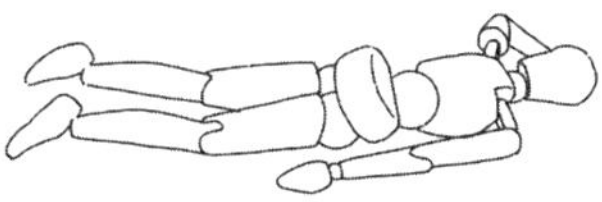

4

ポジション

左半身を下にして横向きになります。右腕は伸ばしてお尻の上に、左腕は床の上で伸ばし、枕のように左耳をのせてください。両膝は曲げて、揃えておいてください。

A ムーブメント

腹部に息を吸いながら、背中をアーチにして、腹部を膨らませてください。次に、空気の風船を胸に素早く送り、背中を平らにしてください。次に、もう一度、空気の風船を腹部に素早く送ってください。このムーブメントを正確に、ピストンのように行ってください。もう一度、最初に胸に息を吸ってから、繰り返してください。

感じる

この二つのムーブメントが終わったら、静止して、胸郭とウエストの右側で呼吸を感じてみてくださ

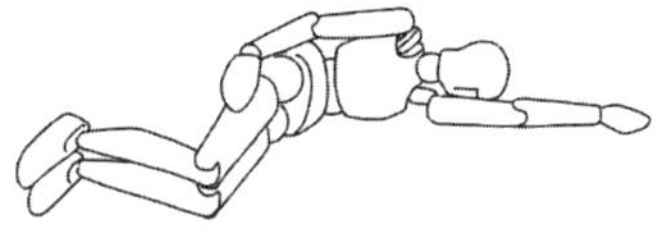

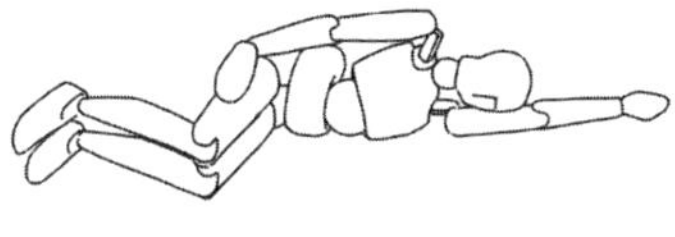

A

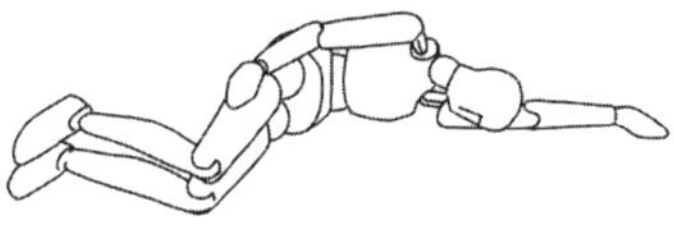

A

い。右側が動いていませんか？（左の肋骨は床で圧迫されていたので、空気圧は強制的に右胸郭にいきます）

5

ポジション

右半身を下にして横向きになり、腕と脚は先ほどと同じようにしてください。

A

ムーブメント

同様に二通りのポンプのような呼吸を繰り返してください。

感じる

左側が広がったように感じませんか？　呼吸は楽になりましたか？

動きを止めて、仰向けになり、休んでください。

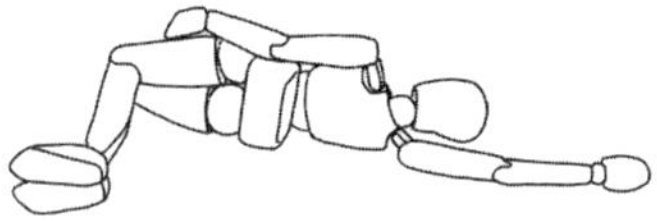

A

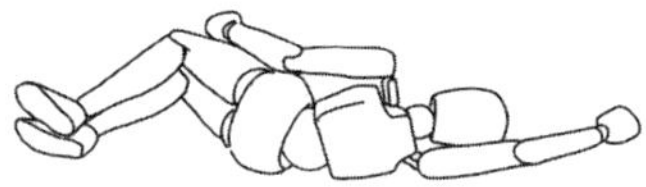

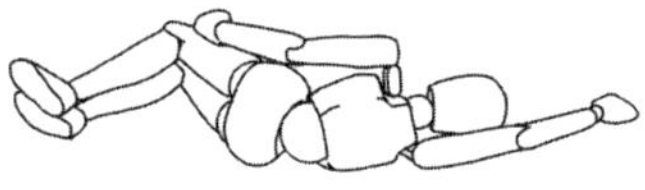

A

6 対角線のポンプの動き

ポジション

仰向けになり、両膝を立ててください。

A ムーブメント

左の胸郭を締めてください。そうすれば、右胸郭が開きます。次に、右胸に息を深く吸ってください。腰は平らにしておいてください。

右胸が風船のように膨らんだら、空気の風船を左の腹部に押し込んでください！　できるはずです。左の腹部を膨らませると、左の背中はアーチに反り、骨盤左側が下がります。

次に、背中を平らにして左の胸郭を締めながら、空気の風船を右胸に押し戻してください。次に、もう一度、左の腹部に押し込んでください。胴体は楽に柔らかくして、この少し変わった動きをやってみてください。少しずつ簡単になります。

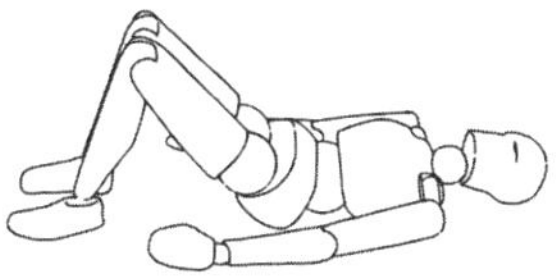

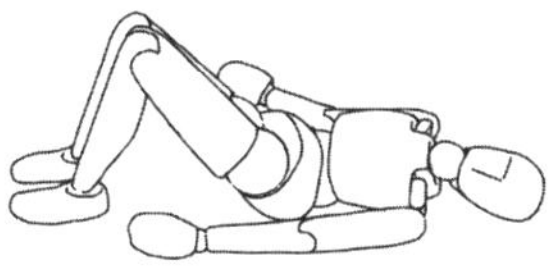

A

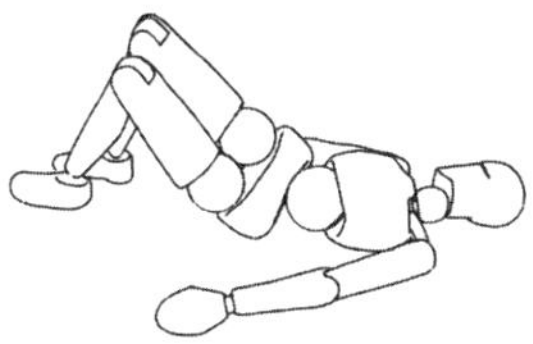

A

もう一度繰り返したら、休んでください。二回目は、スムーズにできるかどうかやってみてください。

7

ポジション

仰向けのまま、反対側でも対角線のパターンを行ってください。腰を平らにしたまま、右胸郭を締めながら、左胸を開いてください。

A　ムーブメント

左胸に息を深く吸い込み、左肺を風船のように膨らませてください。次に、息を止め、空気の風船を右の腹部に素早く送ってください。背中がアーチに反り、骨盤の右側が少し下がります。このピストンの動きを、息が続くまで続けてみてください。少し休んでから、もう一度この動きを繰り返してください。

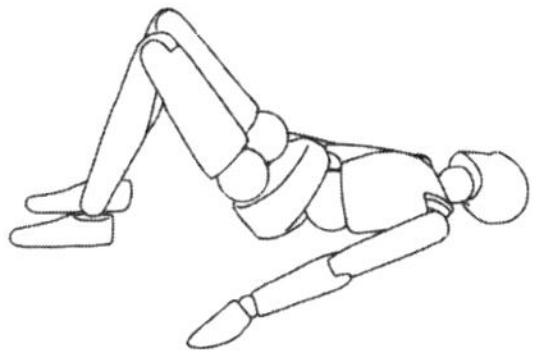

A

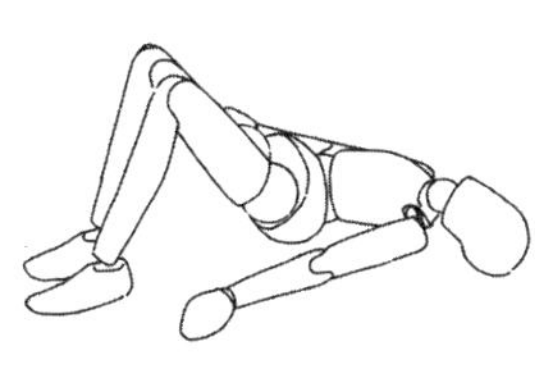

A

8　ポジション

仰向けのまま、両胸を楽にしてください。

A　ムーブメント

このレッスンの最後は、両胸に深く息を吸い込みます。次に、息を止め、空気の風船を腹部全体に素早く送ってください。次に、息が続くまで、上下に行ったり来たりしてください。静止して、休んでください。

感じる

リラックスして、楽に自然に呼吸しながら、胴体全体と腹部が、どれほど柔らかく緩まって膨らむようになったか気づいてください。下腹部にも動きが伝わり、深呼吸するとお腹が柔らかく膨らみ、下腹部が伸びて下がるのを感じてください。落ち着き、リラックスした感覚にも気づいてください。

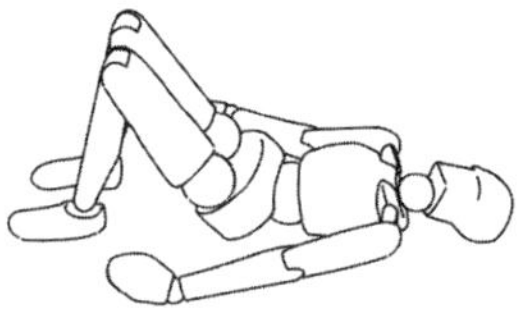

A

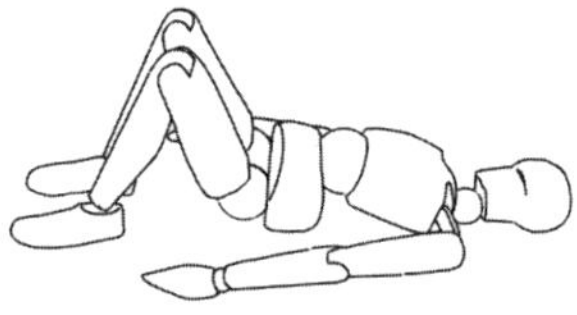

A

レッスン8　歩行を改善する

身体の中心部の筋肉がだんだん硬くなるにつれ、歩く能力は失われます。一歩踏み出しても、骨盤は水平に回旋しません。体重移動しても、骨盤は上下に動きません。体幹のひねりがありません。そのため、左の骨盤と左足が前に出ると、右腕と右肩が前に出るという動き（対側歩行の動き）が失われます。

身体の中心部が硬くなり、骨盤や体幹の動きが小さくなることに慣れてしまうと、歩く技術を忘れます。感覚運動健忘によって、老人のようにしか歩けなくなります。

このソマティック・エクササイズで学ぶことは、人間が存在するために非常に重要なことです。人間は、地球上で唯一、伸び伸びと腕を振り、平衡を保ちながら二本足で歩く生き物です。だからこそ、滑らかで無理のない歩行にある、骨盤が円を描くような素晴らしい動きを体験すると、非常に深い満足感を得ることができるのです。

これまでの7つのレッスンで、全身の筋肉の感覚的な気づきが深まり、動きを制御する力が身に付くと、「滑らかで」合理的な歩き方ができるようになります。この合理的な動きを習得すれば、ソマティック・エクササイズは卒業です。

歩行の垂直次元

1　ポジション

仰向けになり、足を伸ばし、腕は両脇に伸ばしてくださ い。脚は股関節の広さに少し開いてください。

A　ムーブメント

床の上で右の踵を伸ばしながら、ゆっくりと右脚を長くしてください（この時、左の腰骨が肩の方に上がることに気づいてください）。次に、左の踵を床の上で伸ばしながら、ゆっくりと左脚を長くしてください（この時、右の腰骨は肩の方に上がります）。次にもう一度、右脚を伸ばしてから、左脚もやってください。これを20回繰り返してください。

感じる

この動きを交互に繰り返しながら、あたかもス

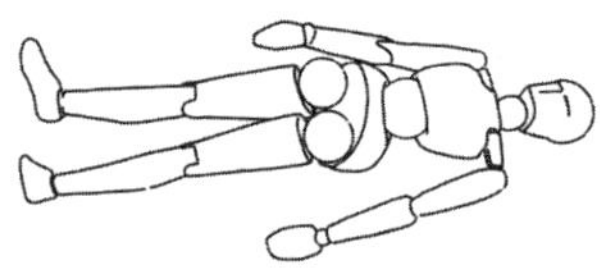

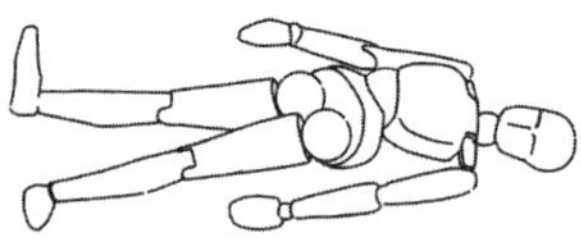

A

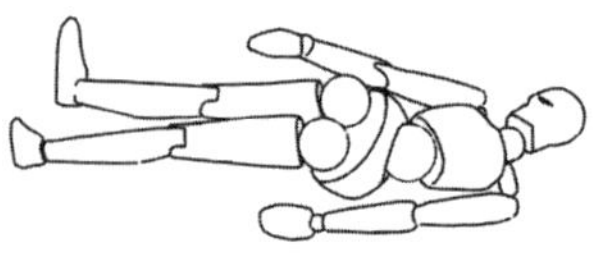

A

ローモーションで走っているかのようにイメージしてください。片方の足が前に出て伸びる時、もう一方の足は、地面で体重を受けるので、収縮して短くなります。想像の中で地面に足が着くと、脊椎下部がどのように動くか感じてください。左の骨盤が上がると、背骨が湾曲し左側がくびれます。次に右の骨盤が上がると、右側がくびれます。地面に足が着くと、腰の筋肉や椎骨がどのように体重を受け止めるか感じてください。この上下の運動が、二足歩行を縦に見た動きです。歩行と走行を垂直に見ています。

静止して、少し休んでください。

2 歩行の水平次元

ポジション

両膝を立て、足と膝を楽に開いてください。骨盤、ウエスト、背中、胸郭に力を入れずに楽にしておいてください。

A ムーブメント

右膝を左側に下ろしてください。次に、膝を垂直に戻し、右の背中が上がると右の骨盤も上がることを確かめながら、繰り返してください。これを繰り返すうちに、膝は、少しずつ床に近づいていきます。5回繰り返してください。

B ムーブメント

次に、左膝を右側に倒してください。左の背中が伸びると、左の骨盤が上がります。5回繰り返してください。

C ムーブメント

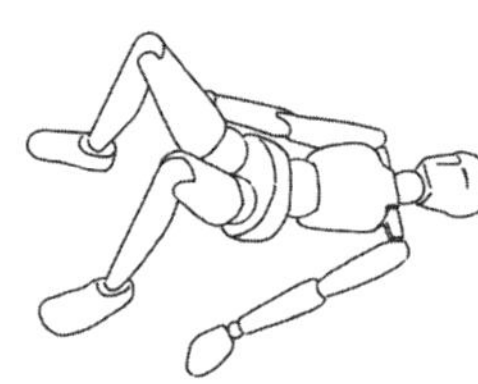
A

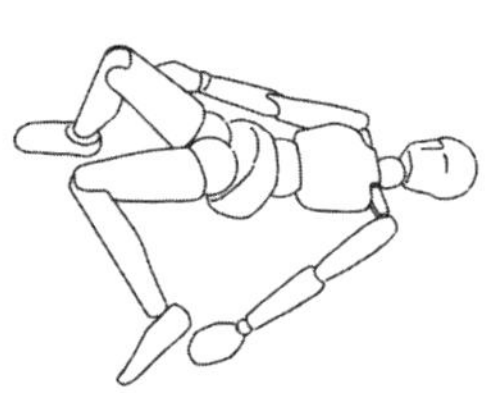
B

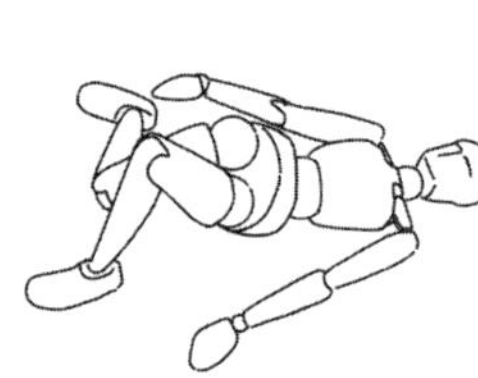
A

次に、この動きを左右交互に行ってください。5回繰り返してください。

感じる

この動きを交互に繰り返しながら、背中が伸びて骨盤が交互に上がると、樽が左右に転がるように骨盤が動くことに気づいてください。

骨盤が両側とも高く上がるように、胴体全体を使ってください。骨盤が大きく回ると、胴体も回りますが、肩は床につけておいてください。

この、胴体片側が長く伸びて上がるという動きは、次の動きを行うのに重要なので、覚えておいてください。

3　**ポジション**

仰向けのまま、両膝を立て、今度は平行に開いてください。

A　**ムーブメント**

右側の背中、ウエスト、胸郭を長く伸ばしながら、右の骨盤を上げてください。次に、足を動かさずに、太腿を前に押し出してください。これは歩行の動きです。右脚が一歩前に出ると、右の骨盤は前に回旋します。右の骨盤を上げながら、太腿と膝を前に押し出してください。5回繰り返してください。

B　**ムーブメント**

次に静止して、左膝で同じ動きを5回繰り返してください。

C　**ムーブメント**

同じ動きを両脚で交互に10回繰り返してください。

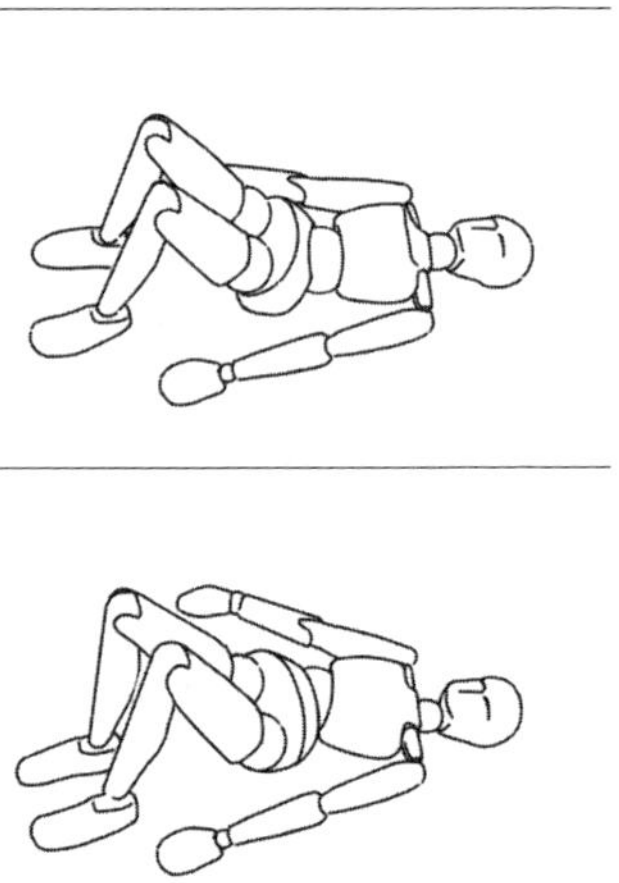

A

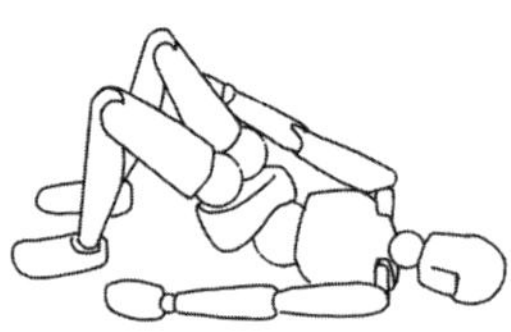

B

感じる

これは、先ほど行った骨盤と胴体の動きと同じ動きです。今回は、膝を内側に下ろさず、真っ直ぐ前に向けています。

背中が伸びて上がるほど、膝はもっと前に出ます。立っているとしたら、骨盤を振り、大きく一歩前に踏み出すことになります。これは歩行と走行を水平に見た動きです。

骨盤の垂直と水平の動きを組み合わせる

4 **ポジション**

左膝を伸ばし、右膝は曲げたままにしてください。

A **ムーブメント**

右の太腿を前に押し出し、同時に、左のウエストを収縮させて左脚を短くしながら、左の骨盤を引き寄せてください。力を抜き、楽にできるようになるまで繰り返してください。次の動きで、この動きは完結します。左脚を短くしながら、右の太腿を前に押し出してください。次に、左膝を立て、左の太腿を前に押し出しながら、右脚をゆっくりと床に伸ばしてください。同時に、右のウエストを収縮させ、右脚を引き寄せながら、右脚を短くしてください。

感じる

静止して、これは何の動きか理解してください。

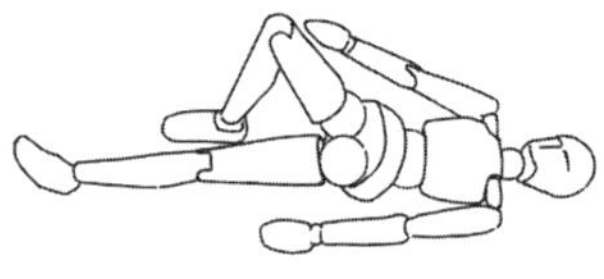

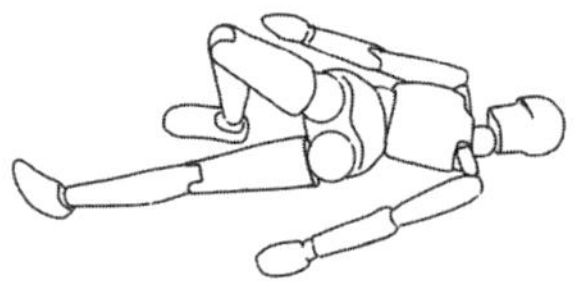

A

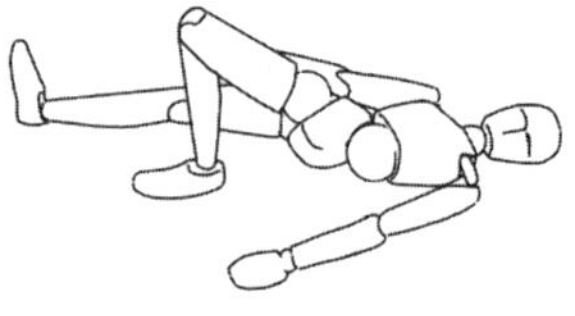

A

この動きは歩行の動きを大げさにしたものです！特に、右の骨盤が上がり、前に行き、下がり、戻ってくる時、ゆっくりと円を描いていることに気づいてください。その次は左の骨盤が円を描きます。

B

ムーブメント

この腰と脚の歩行の動きを、ゆっくりと、20回繰り返してください。膝を曲げた方の脚を、前に押し出すと同時に、伸ばした方の脚を、引き寄せて収縮させます。この動きがスムーズになるまで練習してください。

感じる

引き寄せる方の伸ばした脚が地面に着くことで、体重を上向きに受け、骨盤が上がるのをイメージしてください。次に、反対側の脚を引き寄せる時、同じことをイメージしてください。

時間をかけて練習してください。あたかも巨人になったかのように、ゆっくりと歩いてください。腰の両側を、円を描くように動かすことで、骨盤の垂直の動きと水平の動きを組み合わせています。股関節の大腿骨頭は完全に球の形をしていることを思い出してください。背中と胴体が柔軟であれば、骨盤は完璧な円を描くようにできているのです。

5　**ポジション**

次に、足を股関節の真下にして立ってください。

A　**ムーブメント**

右膝を真っ直ぐに伸ばし、左膝を曲げてください。そうすると、左の骨盤が下がり、右の骨盤は少し外に出ます。この時、全体重を右脚にかけます。

B　**ムーブメント**

次は反対です。左膝を真っ直ぐに伸ばし、右膝を曲げてください。右の骨盤が下がり、左の骨盤が左に出ます。全体重は左脚に移動します。

C　**ムーブメント**

もう一度、右膝を伸ばして、左膝を軽く曲げてください。次に、左膝を伸ばして、右膝を軽く曲げてください。この体重移動を、滑らかに均等にできるようになるまで、20回繰り返してください。

感じる

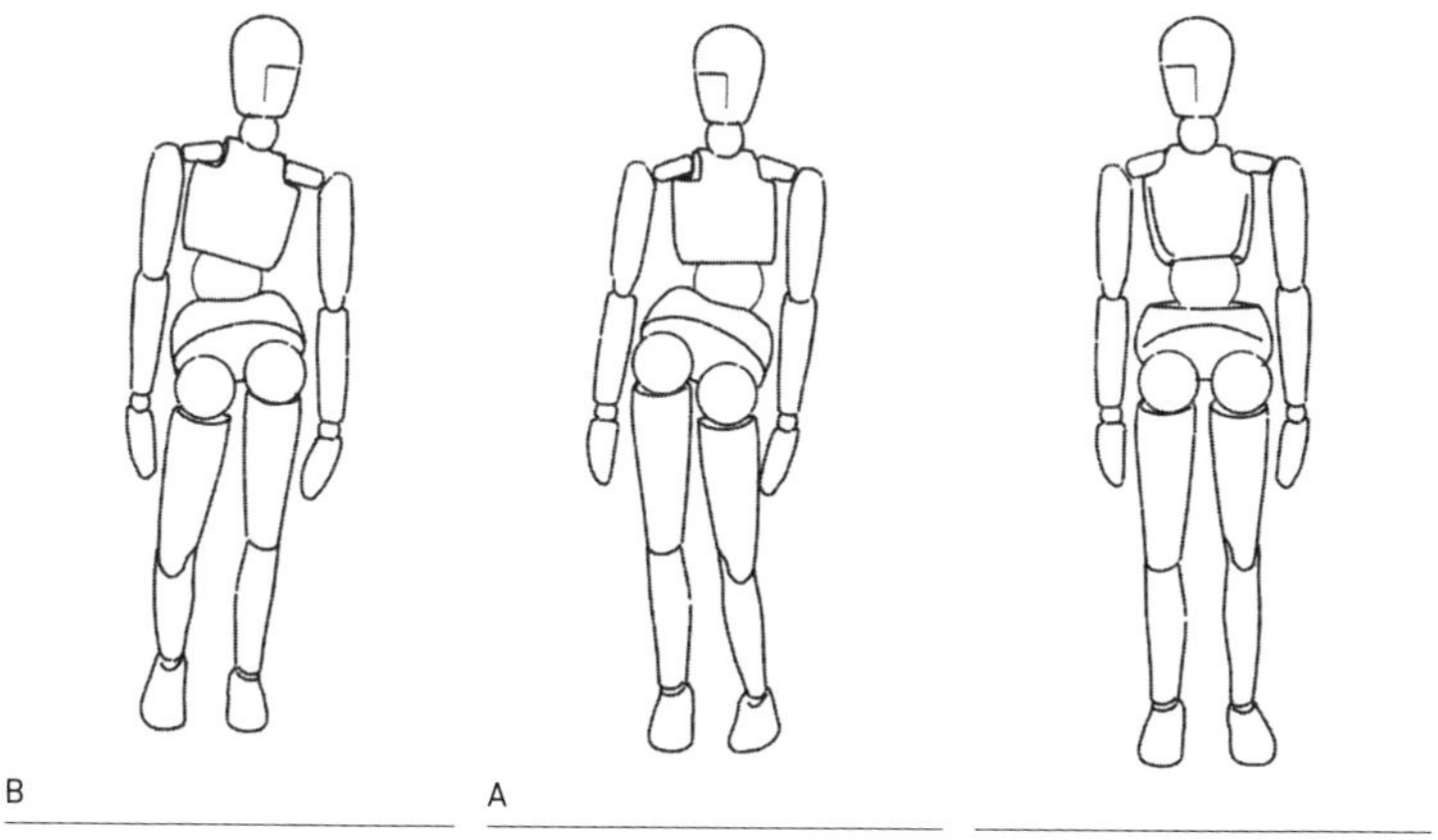

合理的な歩行では、骨盤は円を描くことに気づいてください。真っ直ぐに伸びた脚は体重を支えることで、自然と外側と上へ動き、脊骨下部は同じ側に湾曲します。背骨をリラックスさせておくと、この動きが簡単でスムーズになります。
恥ずかしがらず、骨盤を自由に動かしてください。最初は、恥ずかしいと感じるかもしれませんが、鏡で見れば大げさではなく、実際にはしなやかに見えるでしょう。最初にこの合理的な動きが大げさに感じるのは、無駄のない歩き方とはどういうものかを忘れてしまっているからです。すぐに慣れて、普段歩く時も、あなたの骨格に合った、自然な動きができるようになります。

D

ムーブメント

左足に重心をかけて静止し、右膝を前に出してください。次に、右足を床の上で、一歩小さく前に出してください。そうしながら、伸ばした右脚に

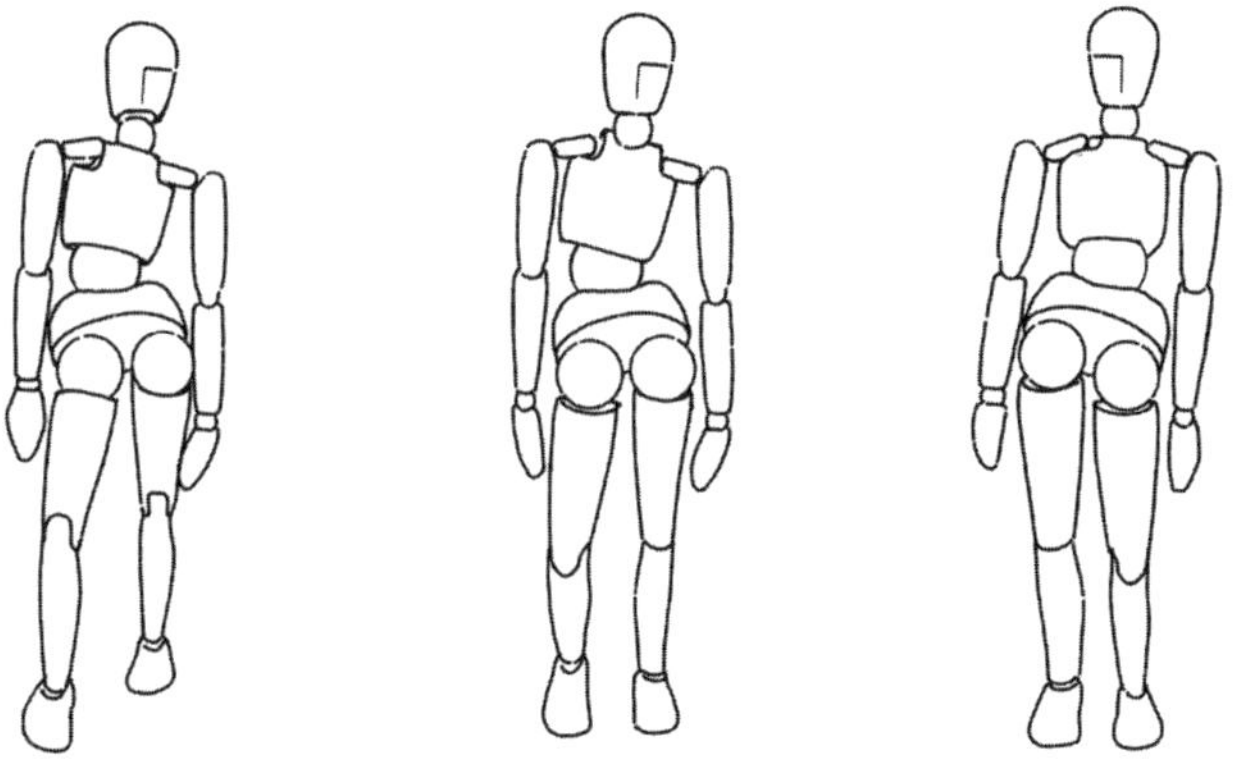

C

D

D

体重を移動させ、右の骨盤をリラックスさせて、外に出してください。次に、左膝を曲げます。左足を床の上で、一歩小さく前に出してください。左足が体重を受けると、左膝が真っ直ぐに伸び、左の骨盤が少し外に出ます。

感じる

膝が真っ直ぐに伸びると、その脚に全体重をゆだねることができます。そして、そうするとすぐに、骨盤が外へ動きます。骨盤を自然に止まるところまで動かしてください。あなたが無理しなくても、骨盤の靱帯と筋肉が全体重を支えます。それにしっかりと支えられながら全体重をゆだねてください。

このように膝と股関節が自動的にロックされると、歩くことの労力がかなり減る、つまり楽に歩けるようになると気づきます。なぜなら、体重を支えるために、無意識に筋肉を収縮させるのではなく、

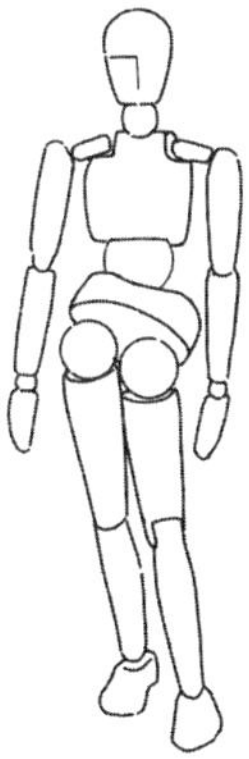

D

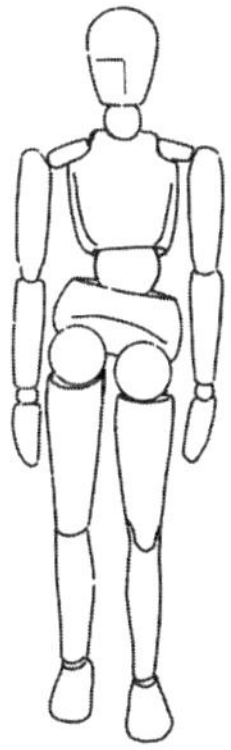

D

骨や靭帯の構造を利用するからです。

この動きを、ライオンが歩くように滑らかになるまで練習してください。体重移動の際、骨盤とお尻は自由に動きますが、頭と上半身は動かさずに均衡を維持しています。

E ムーブメント

次に、止まりながら骨盤を水平に振る動きを強調してください。伸ばした左脚に、体重をのせ、次に、床の上で練習したように、背中を伸ばし回旋させて、右の骨盤を前に出してください。

次に、右の骨盤と一緒に、右膝と右足を真っ直ぐ前に出してください。伸ばした脚に体重がかかり、右の骨盤が外に出ます。

次に、左の骨盤を前に出しながら、左膝と足を一歩前に出してください。その後、左膝が真っ直ぐ伸びて体重を受けます。

感じる

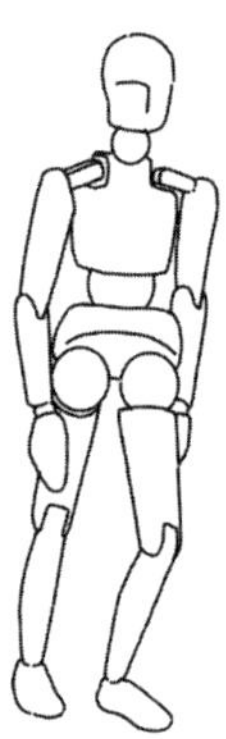
E

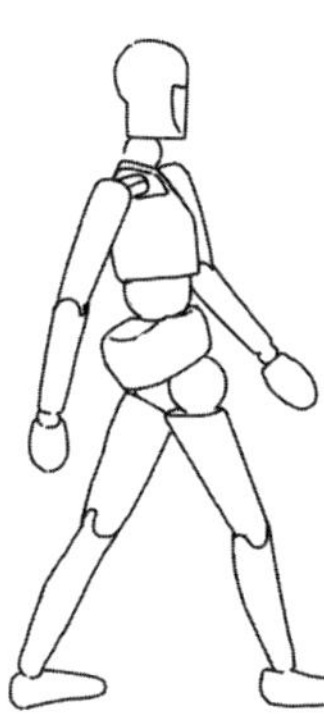
E

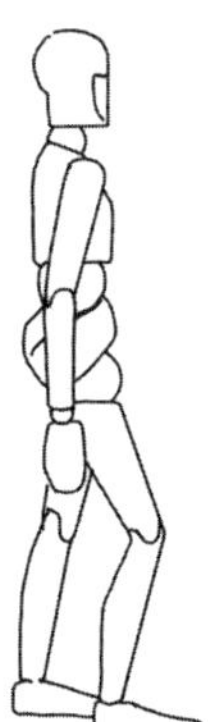
E

右の骨盤と右脚が前に出ると、無意識に右肩が前に出てしまいます。そうならないように、右の骨盤が前に出る時に、右肩を少し後ろに引いてください。左の骨盤が前に出る時は、左肩を後ろに引いてくださいい。そうすると、体幹の中心部にしなやかなひねりを感じるはずです。これが対側歩行の感覚です。伸び伸びした若々しい歩行の感覚です！

このように骨盤がリラックスして動けば、足が地面を踏む時の衝撃が緩和されます。つまり、足、足首、膝、お尻、骨盤のどの部分でも、「重力に抗う」ことなく、体重を受け止めることができます。なぜなら、腰の椎骨や筋肉が左右に回旋する時、そのバネのような動きが、衝撃を吸収し、クッションのような役割を果たすからです。

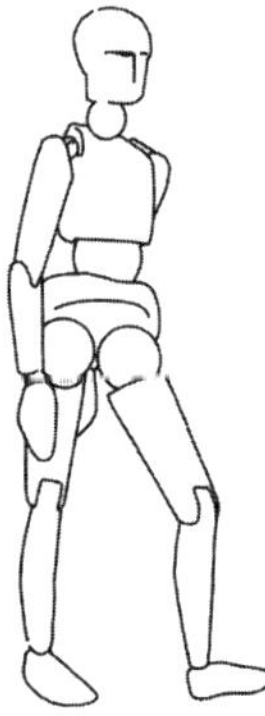

E

5：Ibid., p.97.
6：Ibid., p. 127.
7：Ibid., pp. 128-129.

第12章

1：Evans, F. J. “The Power of the sugar pill.” *Psychology Today* 7（1947）, pp. 55-59.
2：Evans, F. J. “Unravelling placebo effects: Expectations and the placebo response.” *Advances 1*（*3*）(Summer 1984), p. 16.
3：Ibid., p. 11.
4：Beecher, H. “Surgery as a placebo.” Journal of the *American Medical Association 176*（1961）, pp. 1102-1107.
5：Wickramasekera, Ian. “The placebo as a conditioned response.” *Advances 1*（*3*）(Summer 1984）, p. 25.（Italics my own）.

第14章

1：An oudio cassette version of these same eight somatic exercises, The Myth of Aging, narrated by Thomas Hanna, is available through Somatic Educational Resources, 1516 Grant Avenue, Suite 220, Novato, California 94945. Somatics: Magazine-Journal of the Bodilly Arts and Sciences can also be orderd from this address.

5：Ibid., p.58.

6：Ibid., pp. 10-11.

7：Grossman, P., and Defares, P. B. “Breathing to the heart of the matter: Effects of respiratory influences upon cardiovascular phenomena.” In Peter B. Dafares（Ed.), *Stress and Anxiety, Vol. 9*. Washington, D.C.: Hemisphere Publishing Corporation, 1985, pp. 150-151.

8：Ibid., pp. 151-152.

9：Hymes, A., and Neurenberger, P. “Breathing patterns found in heart attack patients.” Research Bulletin of the Himalayan International Institute 2（2）(1980), pp. 10-12.

10：Grossman and Defares, op. cit., p. 159.

11：Ibid., pp. 154-155.

12：Ibid., p. 159.

第 9 章

1：Caillet, René. *Low Back Pain Syndrome*. Philadelphia: Davis, 1962, P. v.［『腰痛症』（萩島秀男 訳、医歯薬出版］

2：Spano, John. *Mind over Back Pain*. New York: Morrow, 1984, p. 9.

3：Caillet, op. cit., pp. v-vi.

4：Root, Leon.*Oh, my Aching Back*. New American Library, 1975, p. 5.

第 10 章

1：Blumenthal, Herman T.（Ed.）. *Handbook of Diseases of Aging*. New York: Van Nostrand Reinhold, 1983, pp. xi ff.

2：Petrofsky, Jerrold Scott. Isometric Exercise and Its Clinical Implications. Springfield, Ⅲ .: Thomas, 1982, p. 125.（Italics my own）.

3：Ibid., p. 128.

4：Ibid., p. 129.

第 11 章

1：Beacher, Edward M.（Ed.）. *Love, Sex, and Aging: A Consumers Union Report*. Boston: Little, Brown, 1984.

2：Ibid., p. 313.

3：Ibid., p. 346.

4：Schaie, K. Warner（ED.）. *Longitudinal Studies of Adult Psychological Development*. New York: Guilford Press, 1983.

52-88." *Journal of Gerontology 24*（1977）, pp. 41-46.
3：Barry, A. J., Daly, J. W., Pruett, E.D., Steinmetz, J. R., Page, H. F., Birkhead, N. C.,and Rodahl, K. "The effects of physical conditioning on older individuals. I. Work capacity, circulatory-respiratiory function, and work electrocardiogram." *Journal of Gerontology 21*（1966）, pp. 182-191.
4：Bassey, E. J. "Age, inactivity and some physiological responses to exercises." *Gerontology, 24*（1978）, pp. 66-77.
5：Gore, I. Y. "Physical activity and aging—A survey of Soviet Literature." *Geonologica Clinica 14*（1972）, pp. 65-85.
6：Smith, E. L., and Reddan, W. "Proceedings—Physical activity—A modality for bone accretion in the aged." *American Journal of Roentgenology, 126*(1976), p. 1297.
7：Erickson, D. J. "Exercise for the older adult." *The Physician and Sports Medicine*（October 1978）, pp. 99-107.
8：Mortimer, James A., Prozzolo, Francis J., and Matetta, Gabe J. *The Aging Motor System*. New York: Praeger, 1982, p. 9.
9：Ibid., pp. 8-9.
10：Ibid., p.84.
11：Ibid., p.6.

第7章

1：Selye, Hans. *The Distress of Life*. New York: McGraw-Hill, 1978; and Stress Without Distress. Philadelphia: Lippincott, 1974.［『愛のストレス：利己的生き方のすすめ』（深尾凱子 訳、実業之日本社）］
2：Selye, *The stress of Life*, pp. XV-XⅢ.［『現代生活とストレス』（杉靖三郎 他訳、法政大学出版局）］
3：Ibid., p. XⅥ.
4：Ibid., p. 1.

第8章

1：Eaton, Robert C（Ed.）. *Neural mechanisms of Startle Behavior*. New York: Plenum, 1984, p. 291.
2：Ibid., pp. 295-296.
3：Selye, *The Stress of Life*, op. cit. p. 83.［前掲、『現代生活とストレス』］
4：Malmo, Robert B.On Emotions, Needs, and Our Archaic Brain. New York: Holt, *Rinehart & Winston*, 1975, pp. 22 ff.

註 一 覧

序 章

1：Lake, Bernard. *"Functional Integration: A Literal Position Statement."* Somatics 4（2）, Spring-Summer 1983, p. 13.

2：Researchers in gerontology have finally begun to recognize that humans age in very different ways: "Usual" aging moves toward decrepitude, but some people "successfully" age and maintain their functions undiminished. See John W. Rowe and Robert L. Kahn. "Human Aging: Usual and successful." *Science 237*（July 10, 1987）, pp. 143-149.

第 2 章

1：Barlow, Wilfred. *The Alexander Technique.* New York: Knopf, 1973, p. 110.［『アレキサンダー・テクニーク：姿勢が変わる・からだが変わる・生き方が変わる』（伊東博 訳、誠信書房）］

2：Basamajian, J. V. *Muscles Alive: Their Functions Revealed by Electromyography.* Baltimore: Williams & Wilkins, 1979, p. 81.

3：Budzynski, Thomas H. "Brain lateralization and rescripting." *Somatics* 3（2）（Spring 1981）pp.4 ff.

第 4 章

1：Kapandji, I. A. *The Physiology of the Joints, Vol.* III , *The trunk and Vertebral Column.* New York: Churchill Livingstone, 1974, pp. 118-119.［『カパンジー機能解剖学 III 脊椎・体幹・頭部 原著第7版』（塩田悦仁 訳、医歯薬出版）］

2：MacLean, Paul. "Studies in the limbic system（visceral brain）and their bearing on psychological problems." In *Wittkower and Cleghorn*（*Eds.*）, Research Developments in psychosomatic Medicine. Philadelphia: Lippincott, 1954, pp. 101-125.

第 6 章

1：Palmore, E. (Ed.). Normal Aging, Vol.　II , Reports from the Duke Longitudinal Studies. Durham, N. C.: Duke University Press, 1974

2：DeVries, H. A. "Physiological effects of an exercise training regimen upon men aged

著者について

トーマス・ハンナ

Thomas Hanna

1928年テキサス生まれ。アメリカの哲学者、身体学者。1970年代フロリダ大学哲学部の学部長だった時にモーシェ・フェルデンクライスと出会い、米国でフェルデンクライスメソッドのトレーニングを開催し、全米にそのメソッドを広めた。心身統合を目的とするボディワークの総称として、「ソマティクス」という用語を発案し、自身が刊行した雑誌“ソマティクス”で、さまざまなメソッドを紹介した。1975年、当時の妻エレノア・クリスウェル・ハンナ氏と共にカリフォルニア州ノヴァトに研究所を設立し、そこで何千人もクライアントとワークし、後にハンナ・ソマティクスと呼ばれる独自の手法を開発した。1990年より、ハンナ・ソマティクスの公式トレーニングを開始したが、交通事故により死去。著書多数。

訳者について

平澤 昌子

Masako Hirasawa

公認ハンナ・ソマティック・エデュケーター、臨床心理士、公認心理師、心理学博士。2000年、31歳でアメリカに留学。ソマティクスと出会う。2004年、カリフォルニア州立大学ソノマ校心理学修士課程を修了後帰国。心理士として病院や学校で勤務しながら、2008年に3年間の公式ハンナ・ソマティクス・トレーニングを修了。2013 〜 2017年までの5年間、アシスタント訓練生として公式トレーニングに参加。現在、ハンナ・ソマティクスの個人セッション、ワークショップ、トレーニングを開催する他、札幌の薬物依存症回復施設と、刑務所でソマティクスを教える。著書:『自己調整力を高めるボディワーク:身体感覚を取り戻すハンナ・ソマティクス』(2013)。

ソマティクス

痛みや不調を取り除き、しなやかな動きを取り戻す方法

2023年5月25日　初版

著者　トーマス・ハンナ
訳者　平澤昌子

発行者　株式会社晶文社
東京都千代田区神田神保町1-11　〒101-0051
電話　03-3518-4940（代表）・4942（編集）
URL　http://www.shobunsha.co.jp

印刷・製本　株式会社太平印刷社

ISBN978-4-7949-7362-7　Printed in Japan